Hèla Ben Jmaà
Faten Dhouib
Rania Hammami

Revascularização cirúrgica das lesões do tronco comum esquerdo

Revascularização cirúrgica das lesões do tronco comum esquerdo

Hèla Ben Jmaà
Faten Dhouib
Rania Hammami

Revascularização cirúrgica das lesões do tronco comum esquerdo

Lesões ateromatosas do tronco comum esquerdo

ScienciaScripts

Imprint

Any brand names and product names mentioned in this book are subject to trademark, brand or patent protection and are trademarks or registered trademarks of their respective holders. The use of brand names, product names, common names, trade names, product descriptions etc. even without a particular marking in this work is in no way to be construed to mean that such names may be regarded as unrestricted in respect of trademark and brand protection legislation and could thus be used by anyone.

Cover image: www.ingimage.com

This book is a translation from the original published under ISBN 978-620-6-71602-0.

Publisher:
Sciencia Scripts
is a trademark of
Dodo Books Indian Ocean Ltd. and OmniScriptum S.R.L publishing group

120 High Road, East Finchley, London, N2 9ED, United Kingdom
Str. Armeneasca 28/1, office 1, Chisinau MD-2012, Republic of Moldova, Europe
Printed at: see last page
ISBN: 978-620-3-22035-3

Revascularização cirúrgica das lesões ateromatosas do tronco comum esquerdo

I. Introdução:

Uma lesão significativa do tronco comum da coronária esquerda (TCCE) é maior ou igual a 50% do diâmetro de referência. É encontrada em 5 a 7% dos angiogramas coronários patológicos, e está frequentemente associada a envolvimento multi-truncular. (1).

Os objectivos da revascularização do miocárdio em doentes com estenose apertada da VCSG são o tratamento da angina, a melhoria da função ventricular esquerda, a prevenção do enfarte do miocárdio e a melhoria da qualidade e da esperança de vida dos doentes coronários.

Desde o início da história da angioplastia trans-cutânea, a TCCG foi um alvo, com as primeiras tentativas decepcionantes de Hartzler (2).

Para além disso, o estudo CASS confirmou o benefício indiscutível da cirurgia de revascularização do miocárdio (CABG) em comparação com o tratamento médico em termos de sobrevivência em doentes com estenose CKGR. O tratamento cirúrgico tornou-se então o tratamento de referência para estas lesões (3).

Os progressos da cardiologia de intervenção desde o advento dos stents activos, o aparecimento de antiagregantes plaquetários seguros e a crescente experiência dos operadores, levaram-nos a aceitar o desafio da revascularização percutânea do TCCG não protegido com maior facilidade e segurança.

No entanto, as estenoses do TCCG raramente são isoladas e estão frequentemente associadas a envolvimento multi-truncular; são frequentemente distais e envolvem bifurcações, áreas de alto risco de reestenose e trombose, e são calcificadas em quase metade dos casos.

Estas caraterísticas anatómicas e a complexidade das lesões representam grandes limitações técnicas para a angioplastia, sendo facilmente contornadas por um enxerto arterial ou venoso durante a revascularização cirúrgica.

Os papéis respectivos destas duas técnicas são objeto de controvérsia, e a publicação do estudo SYNTAX reabriu fundamentalmente o debate. (3). Vários outros ensaios aleatórios mostraram que a angioplastia com stents activos oferece taxas de sobrevivência a longo prazo comparáveis às da revascularização cirúrgica com enxertos de bypass coronário (4).

A escolha do tratamento e a estratégia de revascularização miocárdica dependem do perfil clínico do paciente e das caraterísticas angiográficas das lesões coronárias.

No entanto, começam a surgir elementos de consenso, tais como a necessidade de uma abordagem multidisciplinar com o conceito de "Heart team", um reposicionamento do doente no centro de um debate em que a sua opinião e as suas escolhas continuam a ser essenciais e, por fim, a utilização de pontuações que combinam dados clínicos e angiográficos para orientar a estratégia de revascularização (pontuação SYNTAX, pontuação clínica SYNTAX e pontuação SYNTAX II).

II. Definição e incidência de estenose do tronco comum da coronária esquerda:

A estenose significativa do TCCG é definida como uma redução de 50% ou mais no diâmetro do lúmen arterial (5) (6).

A prevalência de estenose apertada do TCCG é de 5 a 10% das angiografias coronárias efectuadas por suspeita ou doença coronária conhecida. (7) (8) (9). A frequência de envolvimento isolado do TCCG varia de menos de 0,5% a 1% dos pacientes submetidos a angiografia coronária, de acordo com as diferentes séries (10) (11).

III.   Perfil clínico dos doentes com estenose comum esquerda:

1- Idade :

Num estudo recente publicado por Zheng et al (7)a idade média dos pacientes operados foi de 62,2 +/- 9,1 anos. Estes dados são consistentes com os encontrados na literatura (9) (12) (13).

2- Género:

A predominância do sexo masculino foi registada em vários estudos, com uma proporção que varia entre 73% e 94%. (14) (15) (16) (17) (9).

Topázio et al (11) numa série de 21545 doentes submetidos a coronariografia, identificaram 16 doentes com estenose do TCCG sem lesões associadas nos troncos coronários principais, com uma distribuição equitativa entre os dois sexos (50% homens e 50% mulheres).

3- Factores de risco cardiovascular :

Os factores de risco cardiovascular em doentes com estenose do RKG não são específicos. De facto, a sua incidência e distribuição não são diferentes das encontradas noutras doenças coronárias. Apenas a hipercolesterolemia familiar está mais especificamente associada à estenose do tronco comum da artéria coronária esquerda (18).

O estudo C.A.S.S. (Coronary Artery Surgery Study), que incluiu 24958 doentes, dos quais 1484 tinham uma estenose apertada do TCCG, mostrou um predomínio clássico de tabagismo (frequência de 76%), hipertensão 38%, diabetes 16% e dislipidemia 45%. (19).

A taxa de diabéticos era de 28% no estudo SYNTAX (20) e 32% no PRECOMBAT (21).

Num outro estudo efectuado por Boudriot entre 2003 e 2009, que incluiu 201 doentes com estenose significativa da TCCG, a hipertensão surge em primeiro lugar com uma frequência de 82%, seguida da dislipidemia (66,5%) e da diabetes (36,5%). O tabagismo surge em quarto lugar com uma frequência de 31,5%. (22).

Num outro estudo realizado por CHENG CI entre 2000 e 2007, que incluiu 363 doentes com estenose significativa do TCCG, o tabagismo ocupou o quarto lugar com uma frequência de 26,4%, depois da hipertensão (70,4%), dislipidemia (59,4%) e diabetes (45,3%) (23).

Tal como acontece com outras doenças coronárias, a acumulação de factores de risco aumenta a probabilidade de doença CGRT e a probabilidade de lesões coronárias associadas.

De facto, na sua série de doentes com estenose isolada do TCCG, Revault (24) relatou uma média de 1,45 factores de risco por doente.

4. História de doença coronária :

A noção de uma história de doença coronária prévia em relação ao diagnóstico de estenose do RHCG foi encontrada em vários estudos (22) (23) (25).

Cavalcante et al (26)em estudo recente, publicado em 2016, observaram história de doença coronariana em 16,7% dos pacientes submetidos à cirurgia de GCT, sendo que 6,3% deles haviam sido submetidos a stent.

No estudo C.A.S.S, que incluiu 1484 pacientes com uma lesão do TCCG, 45% tinham uma história de enfarte do miocárdio (19).

5. Outros locais ateromatosos:

Cavalcante et al (26) observaram a presença de história de doença vascular periférica em 7,1% da população estudada e história de acidente vascular cerebral em 4,1%.

6. Insuficiência renal crónica :

Na série de Cavalcante et al (26)a média do clearance de creatinina foi de 81+/-27,7 ml/min.

7. Apresentação clínica :

A apresentação clínica da estenose da CKGR pode variar de completamente assintomática a morte súbita (27).

1. Síndrome coronária aguda, enfarte do miocárdio e angina de esforço :

Seung et al (28) demonstraram, num estudo recente que incluiu 2238 doentes com estenose significativa do TCCG, que a apresentação clínica é dominada pela síndrome coronária aguda (SCA) (57,6%), seguida da angina de esforço estável (26%) e do enfarte do miocárdio sem onda Q (10,9%).

O enfarte do miocárdio que revela a lesão da TCCG está geralmente relacionado com a oclusão de uma artéria coronária colateral que não a TCCG.

Vários estudos demonstraram a raridade desta apresentação clínica da estenose da CGRT: no estudo de Boudriot (22)apenas 13% dos doentes tiveram um enfarte do miocárdio. Lee Young (29) demonstrou uma taxa de enfarte do miocárdio inferior, de 3,9%.

O registo GRACE (Global Registry of Acute Coronary Events), cuja base de dados incluiu 43.000 doentes, entre os quais foi possível identificar 1.799 casos de SCA com estenose significativa do TCCG, mostrou que a SCA com estenose do TCCG é uma situação rara e grave. De facto, esta situação foi observada em apenas 4% dos doentes (30).

O quadro I resume os diferentes estudos:

Tabela I: Apresentação clínica de acordo com os estudos.

Estudos	Número de pacientes	Apresentação clínica = enfarte do miocárdio (%)
Boudriot (22)	201	13
Lee Young (29)	509	3,9
Parque (21)	223	8
Seung (31)	2340	10,2

2. Isquémia silenciosa :

A frequência de estenose troncular assintomática varia na literatura. No estudo CASS (19)apenas 3,6% dos doentes com estenose significativa do TCCG eram sintomáticos (14).

Seung (28) na sua série recente de 2240 pacientes, relatou uma frequência de formas assintomáticas de 2,7%.

3. Dispneia :

A dispneia está associada a isquémia difusa e a disfunção ventricular esquerda. Este sintoma não parece ser mais frequente do que noutras doenças coronárias.

Carrie (32)num estudo com 134 pacientes, relatou dispneia como apresentação clínica da estenose do RHCG em apenas 7% dos casos, 4% dos quais apresentaram edema agudo de pulmão.

8. Exame clínico :

O exame físico é frequentemente isento de anomalias. Pode também revelar sinais de repercussão da estenose do tronco na função cardíaca, como sinais de insuficiência cardíaca esquerda ou edema pulmonar, ou anomalias relacionadas com lesões valvulares ou vasculares associadas a lesões coronárias.

IV- Ensaios complementares:

1. Dados do eletrocardiograma (ECG) em repouso :

O ECG em repouso não é preditivo de estenose do tronco comum e não tem valor localizador (33).

Na maioria das vezes é anormal, revelando sinais de isquémia e/ou sequelas de enfarte do miocárdio. Por outro lado, um ECG normal pode ser observado em 20% dos casos e não pode excluir uma patologia do tronco, o que favorece a fraca sensibilidade deste exame. (32).

Alterações no segmento ST na RVA quando há envolvimento do TCMD também foram descritas por Yamaji (34)que analisou os ECGs de 16 pacientes com obstrução do TCCG, 46 pacientes com obstrução do segmento ostial da IVA e 24 pacientes com obstrução da artéria coronária direita.

Este autor concluiu que a elevação da AVR superior a 0,5 mm foi significativamente mais frequente no decurso da lesão da MCCT do que nos outros segmentos coronários.

Um outro aspeto elétrico muito sugestivo foi descrito pela equipa de Sclarovsky (35). Consiste num padrão circunferencial de lesões subendocárdicas e isquémia subepicárdica explicado pelo facto de a oclusão ou estenose grave da TCCG levar a um aumento agudo da pressão diastólica final do VE sem qualquer aumento do volume sanguíneo do VE.

2. Dados do ECG de esforço :

A prova de esforço é o método de diagnóstico não invasivo mais utilizado para detetar a isquémia do miocárdio. Este teste pode detetar danos no miocárdio, estimar a extensão da isquémia, avaliar o valor funcional do miocárdio e avaliar o prognóstico. (36).

O ECG de esforço é mais frequentemente positivo em casos de lesão significativa do TCCG: a sua sensibilidade na literatura é bem reconhecida, variando de 89% a 95%, dependendo da série (37).

No entanto, a especificidade deste teste na deteção de lesões do TCCG é debatida.

3. Dados da cintigrafia do miocárdio :

A cintigrafia miocárdica é altamente eficaz na deteção de lesões do TCCG. A sua sensibilidade é elevada, variando de 60 a 92% consoante o autor (38).

A anomalia específica de uma lesão da TCCG durante a cintigrafia do miocárdio é a hipofixação localizada ao nível do septo, da parede anterior e da parede lateral.

No entanto, em todas as séries da literatura, existem alguns casos de cintilografia miocárdica normal (39).

Chikamori (38) numa série de 466 doentes com estenose do CGRT, propôs quatro anomalias cintigráficas como altamente sugestivas de uma lesão do CGRT:

- Anomalias de fixação
- Lavagem lenta e difusa do tálio
- Presença de isquémia
- Perturbações difusas da perfusão

4. Dados ecocardiográficos :

A visualização da CDA esquerda por ecocardiografia bidimensional tem sido estudada por vários autores.

É possível identificar uma estenose da TCCG através do ETT sem a realização de coronariografia, mas este exame tem muitas limitações no diagnóstico positivo de estenoses da TCCG.

A sensibilidade deste teste está longe de ser satisfatória (60%) (40).

Por conseguinte, este exame não tem qualquer valor prático na procura de lesões do TCCG.

Alguns autores estudaram a velocidade do fluxo diastólico por Doppler pulsado ao nível da TCCG em secção paraespinhal de eixo curto como marcadores de estenose significativa da TCCG (40) (32) . Uma aceleração da velocidade do fluxo diastólico acima de 112 m/s é uma indicação de estenose significativa da TCCG.

A visualização das estenoses da TCCG é mais fácil com o ETE do que com o ETT (41). A análise de fluxo com Doppler colorido pode ser usada para avaliar a gravidade das lesões do TCCG no ETE.

A sensibilidade do ETE na deteção de lesões apertadas do TCCG é de 91% com uma especificidade de 100%, o valor preditivo positivo é de 100% e o valor preditivo negativo é de 98% quando o TCCG é corretamente visualizado.

No entanto, o seu valor no estudo das lesões do TCCG é debatido por vários autores que referem resultados menos concordantes entre o ETE e a coronariografia em casos de estenose excêntrica mal avaliada, na presença de calcificações e pela dificuldade de distinção entre estenose e sinuosidade. (42).

5. Dados da TC coronária :

O scanner multi-slice (MSS) é uma técnica de imagiologia coronária não invasiva interessante, segura e promissora. A atual geração de scanners de 64 cortes utiliza uma alta resolução de 0,4 mm com cortes finos de 0,6 mm e uma resolução temporal de 165 ms, e a aquisição simultânea de 64 cortes paralelos, permitindo a visualização de toda a árvore coronária em menos de 10 segundos. (43) (44).

Na literatura, os coroscanos são de excelente valor no diagnóstico de lesões significativas das pequenas artérias, com sensibilidade de 86 a 94% e especificidade de 93 a 97% (45).

No entanto, o scanner de 64 cortes depara-se com uma série de problemas na avaliação de estenoses no TCCG.

Kuettner e Juwana (46) salientaram nos seus estudos que o BMS detecta lesões mas subestima-as. Esta subestimação deve-se principalmente às calcificações.

As calcificações são a principal causa de erro na leitura e interpretação dos dados fornecidos pelo SMB.

6. Dados de angiografia coronária :

A angiografia coronária continua a ser o padrão de ouro para o diagnóstico de estenose do TCCG (47).

Este exame permite fazer uma descrição anatómica da lesão, determinar a sua localização, determinar a sua extensão e avaliar a extensão de eventuais lesões coronárias associadas.

Estes parâmetros são importantes na decisão terapêutica, permitindo, em associação com os restantes dados clínicos e ecográficos, direcionar as indicações terapêuticas para uma alternativa interventiva ou cirúrgica.

Dada a gravidade das complicações que podem surgir durante a coronografia ou nas horas que se seguem, devem ser tomadas certas precauções:

- Utilizar testes não invasivos para procurar indícios de uma lesão do TCCG.

- Efetuar uma injeção inicial não selectiva no seio coronário para detetar o envolvimento predominantemente ostial do TCCG.

- Evitar "saltar" a sonda no TCCG e avançar a sonda cuidadosa e lentamente através do TCCG.

- Verificar rigorosamente a pressão na extremidade da sonda e o aspeto elétrico antes e depois de cada injeção.

- Assegurar o refluxo seguro para o seio de Valsalva.

- Encurtar o procedimento para obter o máximo de informação possível com o mínimo de injecções e o menor volume possível de meio de contraste.

- A injeção do produto de contraste deve ser suave e deve evitar-se injecções com forte pressão.

6. 1. Localização da estenose :

O estudo da TCCG pode ser difícil para lesões ostiais, proximais, distais e que se estendem até à bifurcação interventricular-circunflexa anterior.

Todos os autores registaram a grande maioria da localização distal. De facto, Seung (31) relatou uma localização distal em 51% dos casos, enquanto Cheng (23) relatou uma localização distal em 61,1% dos casos.

A localização ostial de uma lesão significativa de CGRT parece ser mais rara e mais frequente nas mulheres (48) (16).

Alguns estudos concluíram que a prevalência de lesões ostiais e intermédias do TCCG varia de 19% a 51%. (49) (50) (31) (51).

A exploração angiográfica da literatura tem demonstrado que o local distal da lesão TCCG é a localização mais frequente, com uma taxa de lesões TCCG distais que varia de 51% no estudo MAIN COMPARE (31) a 72% no estudo Boudriot (22).

A Tabela II mostra a localização da estenose da TCCG de acordo com os diferentes estudos.

Tabela II: Localizações das estenoses da TCCG.

	Ostial /proximal	Mediana	distal
Boudriot (22)	20 %	6 %	74 %
Lee (29)	38,9%		61 %

6. 2. Grau de estenose :

A gravidade da estenose da CGRT varia de acordo com a série de angiografia coronária (47).

As estenoses são geralmente classificadas em 3 estádios de acordo com a sua gravidade:

Fase I: 50% a 69

Fase II: 70% a 89

Estádio III: > 90

A maioria dos autores concorda que o estádio I predomina, com percentagens da ordem dos 51% a 80%, e que o estádio III não excede 30% de todos os estreitamentos do TCCG (52) (53).

O quadro III dá uma ideia das percentagens de cada grupo em dois estudos diferentes:

Tabela III: Distribuição dos pacientes de acordo com o grau de estenose do TCCG.

	Rollé (54)	Carrié (55)
Fase I	42 %	60 %
Fase II	37 %	30 %
Fase III	21 %	10 %

6. 3. Lesões associadas :

A lesão da TCCG está mais frequentemente associada à lesão de outras artérias coronárias. Parece indicar doença aterosclerótica difusa e grave. Trata-se frequentemente de lesões tri-trunculares (11) (16).

A análise do estado coronário dos doentes das diferentes séries revelou que o envolvimento da GCT esteve associado a outras lesões coronárias em todos os casos, com um claro predomínio do estado tri-truncular (31) (56).

No estudo SYNTAX (56), observou-se uma proporção bastante elevada de estenose isolada do TCCG e envolvimento mono-truncular.

O quadro IV resume o estado das coronárias em determinadas séries.

T abela IV: Lesões coronárias associadas à estenose do TCCG .

	Lee et al (29)	Boudriot (22)	Cheng (23)	Estudo SYNTAX (56)
TCCG isolado	17%	28%	15%	13 %
Doença monotruncular	22,6%	32%	16%	15 %
Doença bi-truncular	31%	27%	22%	26 %
Envolvimento tri-truncular	29, %	13%	47%	46 %

6. 4. Estenose ostial isolada do TCCG:

A estenose ostial isolada da TCCG é uma entidade especial, caracterizada pela sua raridade e pelo perfil particular dos doentes com este tipo de estenose.

Arima (59) demonstrou que a lesão ostial isolada da GCT ocorre principalmente em mulheres na pré-menopausa e com baixa incidência de fatores de risco coronariano. O autor explica que este tipo de lesão da GCT não se deve apenas à doença ateromatosa, mas também a outros factores como o vasoespasmo e a doença inflamatória da aorta.

Do ponto de vista técnico, o diagnóstico angiográfico deste tipo de lesão é por vezes difícil de estabelecer. O operador pode entubar seletivamente a TCCG sem prestar atenção ao óstio, obtendo assim uma rede coronária normal. Por esta razão, são recomendadas injecções não selectivas para visualizar o TCCG ostial.

6.5 Oclusão crónica do TCCG :

A oclusão crónica do TCCG é uma entidade rara. A sua incidência varia entre 0,02% e 0,7 (60).

O desenvolvimento progressivo de lesões no TCCG provavelmente ajuda a explicar o desenvolvimento de uma boa colateralidade garantindo a sobrevivência e a preservação de uma boa função ventricular esquerda. (61).

Assim, três condições são essenciais para a sobrevivência e preservação de uma boa função ventricular esquerda nos doentes com oclusão crónica da TCCG: o predomínio da rede direita, a presença de colateralidade bem desenvolvida e a ausência de lesões na rede coronária direita. (62).

7. Dados do estudo IVUS (estudo de ultra-sons intravasculares) :

A utilização do IVUS para avaliar as lesões do TCCG tornou-se um importante elemento de diagnóstico.

Permite um estudo transversal altamente detalhado e de alta resolução das artérias coronárias a ser realizado in vivo. Permite também estudar a arquitetura da parede arterial coronária, a composição da placa aterosclerótica e as alterações da parede arterial secundárias à progressão da doença aterosclerótica. (63).

Vários estudos investigaram o limiar a partir do qual uma lesão do TCCG é considerada apertada. Gil (64) demonstrou que o parâmetro mais fiável é o diâmetro luminal mínimo. Se o diâmetro luminal mínimo for ≤ 2 mm, a probabilidade de uma lesão significativa do TCCG é elevada.

8. Dados FFR (reserva de fluxo fraccionado) :

Trata-se de um exame invasivo que estuda a perfusão coronária de forma funcional. O valor do FFR calculado a partir da medição das pressões nas artérias coronárias demonstrou ser um índice sensível e específico para determinar se uma lesão coronária é significativa em termos funcionais e se é responsável pela isquémia miocárdica (65).

A presença de lesões na TCCG pode ter implicações terapêuticas importantes: o grau de estenose na TCCG tem uma influência direta nas indicações de tratamento, quer médico, cirúrgico ou de intervenção.

No entanto, do ponto de vista prático, há doentes com estenoses angiograficamente moderadas do TCCG em que a decisão terapêutica é muitas vezes difícil. De facto, estes doentes podem ter lesões significativas em termos de função e estão, por isso, expostos a um risco significativo de morbilidade e mortalidade.

Por outro lado, quando a cirurgia de bypass aorto-coronário é indicada e realizada em caso de sobre-estimação destas lesões no TCCG, leva à utilização inadequada de enxertos arteriais ou venosos e à oclusão prematura dos vasos nativos.

Bech (65) num estudo que incluiu 57 doentes com lesões intermédias do TCCG, demonstrou que 56% dos doentes com uma estenose angiograficamente estimada em 40 a 60% tinham, na realidade, uma lesão julgada apertada pelo FFR (FFR < 0,75). Neste estudo, estes pacientes (FFR < 0,75) foram submetidos a cirurgia de revascularização do miocárdio, enquanto os outros pacientes (FFR ≥ 0,75) receberam tratamento médico. Os resultados após 3 anos de seguimento mostraram uma excelente sobrevivência para ambos os grupos, embora os diâmetros angiográficos do TCCG fossem comparáveis.

V- Gestão terapêutica :

O tratamento da estenose da TCCG baseia-se em 3 componentes: uma componente médica, uma componente cirúrgica e uma componente de intervenção.

O tratamento médico é essencial e deve ser iniciado o mais rapidamente possível após a admissão do doente no hospital. No entanto, o tratamento por si só não é suficiente.

Durante muito tempo, a cirurgia foi considerada o tratamento fundamental para a estenose da VCS. O desenvolvimento de técnicas cirúrgicas e de meios de proteção do miocárdio melhorou muito os resultados cirúrgicos e o prognóstico a curto, médio e longo prazo.

O tratamento interventivo passou a ser uma componente terapêutica importante, sobretudo após o desenvolvimento dos stents activos e a revolução associada no tratamento farmacológico.

O tratamento da oclusão crónica do TCCG é essencialmente cirúrgico. A cirurgia de revascularização do miocárdio apresenta os melhores resultados em termos de morbilidade e mortalidade quando comparada com o tratamento médico (66).

1. Tratamento médico :

O tratamento médico desempenha um papel importante no tratamento da estenose do CGRT. Este tratamento é sempre combinado com um tratamento cirúrgico ou de intervenção.

O tratamento médico isolado está associado a uma maior morbilidade e mortalidade do que o tratamento cirúrgico ou de intervenção.

De facto, vários ensaios clínicos iniciais demonstraram um benefício em termos de sobrevivência da cirurgia de bypass da artéria coronária em comparação com o tratamento médico isolado (67) (19).

Por exemplo, no estudo CASS, a sobrevivência aos 3 anos para o grupo cirúrgico foi de 91% em comparação com 69% para o grupo médico; aos 4 anos, estes valores aumentaram para 88% e 63%, respetivamente. (19).

Atualmente, apenas o tratamento médico é indicado para :

- Pacientes inoperáveis, devido à presença de lesões coronárias difusas e distais com um leito a jusante pobre e/ou comprometimento muito grave da FEVE, ou inoperáveis devido a condições extra-cardíacas associadas com um mau prognóstico.

- Doentes que são operáveis mas recusaram a cirurgia.

2. Revascularização cirúrgica :
A revascularização cirúrgica da estenose do CGRT demonstrou ser eficaz na melhoria das taxas de sobrevivência e da qualidade de vida dos doentes submetidos a cirurgia.

1. 1. Tempo de funcionamento (68) :
Na maioria dos casos, os doentes com estenose da CGRT são operados rapidamente, exceto em casos de extrema urgência.

Vários autores estudaram a evolução destes doentes nos dias que antecederam a operação, a fim de determinar os factores de mau prognóstico e identificar as indicações para uma cirurgia urgente.

Maziak et al (69) concluíram que a cirurgia deve ser realizada nos primeiros 10 dias após o cateterismo em pacientes com sintomas graves ou infarto do miocárdio recente.

Da Rocha (70) demonstrou que os doentes que apresentam uma estenose apertada do TCCG, cujo motivo de descoberta foi uma síndrome coronária aguda, têm um risco de eventos cardiovasculares cinco vezes superior a outras apresentações clínicas, mesmo após a estabilização clínica do doente. Este autor indicou que os pacientes admitidos por síndrome coronária aguda em conexão com uma estenose apertada do TCCG devem receber atenção especial e devem ser operados o mais rápido possível.

Instabilidade hemodinâmica pré-operatória no estudo Murzi (71) é um fator de mau prognóstico.

1. 2. Abordagem :

A abordagem clássica atualmente utilizada pela maioria dos cirurgiões é a esternotomia mediana. Esta permite uma rápida e fácil instalação da ponte de safena, uma boa visualização das artérias coronárias e uma fácil deslocação do coração para permitir a correta realização das anastomoses coronárias (Figura 1).

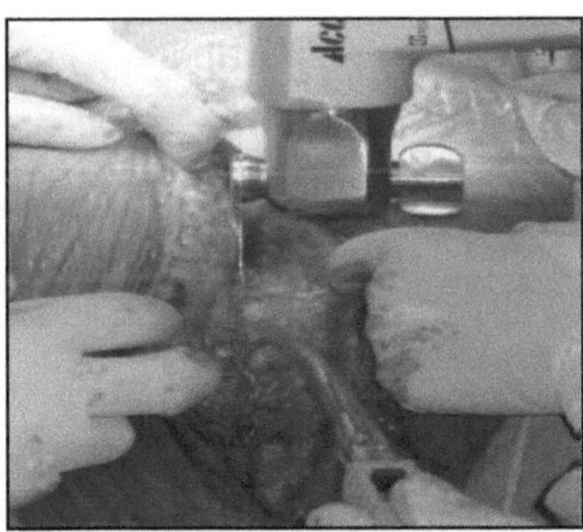

Figura 1: Esternotomia mediana vertical.

Em muitas especialidades, a cirurgia evoluiu progressivamente para técnicas menos invasivas, a fim de limitar os traumatismos parietais. O passo decisivo foi, sem dúvida, a utilização de técnicas vídeo-assistidas para a cirurgia totalmente endoscópica, que se tornou a técnica de referência em certas especialidades. Na cirurgia de revascularização do miocárdio, devido à impossibilidade de efetuar suturas microcirúrgicas com visão endoscópica bidimensional, o conceito de cirurgia minimamente invasiva procurou inicialmente eliminar a necessidade de circulação extracorporal (CEC) com o desenvolvimento de técnicas de revascularização do miocárdio sem circulação extracorporal (CRM sem CEC) realizadas na maioria dos casos por esternotomia mediana.

Posteriormente, a utilização da cirurgia vídeo-assistida permitiu o desenvolvimento de abordagens torácicas limitadas, combinando a colheita vídeo-assistida do pedículo da mamária interna esquerda e a anastomose coronária com visão direta por minitoracotomia esquerda: quer com o coração em batimento, utilizando a técnica MIDCAB (mini invasive direct coronary artery bypass), quer com o coração parado em bypass femoral, utilizando a técnica port-access (Figura 2).

[ème]A abordagem foi uma minitoracotomia anterior esquerda no 5º espaço intercostal.

Estas técnicas têm as suas próprias limitações: a técnica MIDCAB só pode ser utilizada para a realização de um único implante mamário na IVA; as pontes múltiplas coronárias são teoricamente acessíveis à técnica port-access, mas na realidade são difíceis de realizar, nomeadamente quando são utilizados dois pedículos mamários.

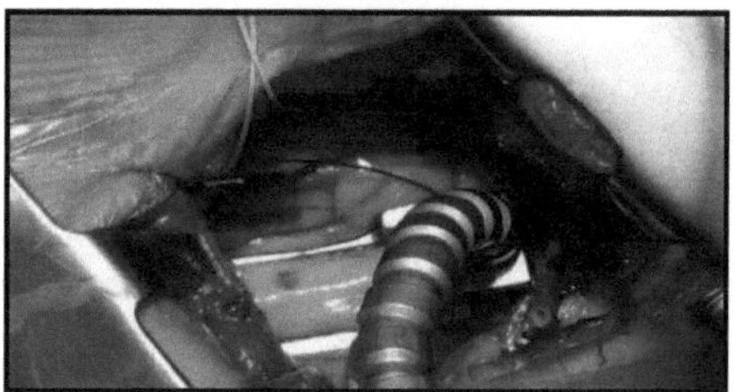

Figura 2: Imagem intra-operatória de um bypass coronário utilizando a técnica MIDCAB.

A vantagem do manipulador remoto robótico é que permite transferir a visão e as duas mãos do cirurgião virtualmente e com o tórax fechado, mesmo em contacto com os tecidos. O contributo da técnica robótica para a cirurgia coronária constitui, assim, um importante passo em frente, uma vez que permite efetuar anastomoses coronárias de forma totalmente endoscópica, graças à visão tridimensional e a instrumentos adaptados à microcirurgia (72). O manipulador remoto robótico deve ser considerado sobretudo como uma ferramenta cuja utilização está sujeita a um mínimo de pré-requisitos, tais como experiência em videocirurgia e cirurgia coronária sem circulação extracorporal.

Graças ao manipulador remoto robótico, as várias etapas da cirurgia coronária podem ser realizadas de forma totalmente endoscópica: colheita dos pedículos mamários, pericardotomia, controlo das coronárias e anastomoses (73).

A sua utilização permite otimizar sem dúvida a colheita de mama assistida por vídeo e é indispensável para a colheita de ambos os pedículos mamários a partir do mesmo hemitórax.

A cirurgia de bypass coronário pode, por conseguinte, ser efectuada com o coração a bater sem bypass, com o coração a bater sob bypass ou com o coração parado sob bypass.

1. 3. Revascularização do miocárdio :

A cirurgia de bypass aorto-coronário é o tratamento padrão para a revascularização do miocárdio. O princípio baseia-se na criação de uma ponte entre a aorta e a artéria coronária a jusante da estenose.

A artéria mamária é quase sempre utilizada. Nos bypasses múltiplos, a escolha de outros enxertos é vasta, desde a veia safena longa até à artéria radial e à artéria gastroepiplóica.

A frequência de lesões coronárias associadas a estenose do TCCG implica um elevado número de bypasses por doente, em média entre 2,6 e 3,1 bypasses por doente (54). No estudo de Holm com 330 doentes (9), foram efectuados 1001 bypasses, correspondendo a uma média de 3 bypasses por doente. O bypass mamário esquerdo foi efectuado em 258 doentes (78%), o bypass arterial em apenas 5. Em apenas um caso foi utilizada a artéria gastroepiplóica. Os restantes foram bypasses venosos.

Várias equipas estão atualmente a realizar um bypass totalmente arterial utilizando as duas artérias mamárias internas, um bypass arterial sequencial ou ambos os procedimentos em simultâneo. Os enxertos venosos estão a ser cada vez mais abandonados devido à rápida degeneração destas pontes.

1. 4. Endarterectomia com plastia de alargamento do TCCG:

Esta é uma técnica cirúrgica antiga que remonta a 1965, quando Effler e Sabiston (74) (75) efectuaram uma reconstrução cirúrgica do óstio da TCCG.

O princípio é remover a placa ateromatosa com a endartéria e ampliar o óstio com um remendo. Este procedimento deve ser realizado se houver boa função ventricular esquerda e ausência de calcificações, e requer uma abordagem correta do tronco, afastando-o da artéria pulmonar.

Esta técnica restaura o fluxo anterógrado fisiológico nas artérias coronárias, teoricamente melhor do que a perfusão retrógrada pela cirurgia de bypass convencional. A artéria mamária interna e a veia safena capital são preservadas por esta técnica, e a angioplastia coronária percutânea trans-luminal de lesões coronárias distais é sempre possível (76).

Os primeiros remendos de alargamento eram venosos ou pericárdicos e deram bons resultados, apesar do elevado risco de reestenose, devido às propriedades do remendo venoso, que se degenerava rapidamente, ou do pericárdio, que podia calcificar.

Martinovic (77), numa série de 37 doentes, demonstrou que a reconstrução cirúrgica da GCT com um retalho autólogo é uma técnica eficaz e segura para o tratamento da estenose ostial e proximal da GCT. Nesta série, não se registou mortalidade nem complicações importantes. Durante o período de seguimento (3 anos em média), apenas um doente apresentou uma síndrome coronária, cuja coronariografia mostrou uma estenose distal significativa da GCT ao nível da parte terminal do patch de ampliação. Este autor propôs como indicação para a reconstrução cirúrgica do TCCG apenas a estenose isolada, ostial e proximal do TCCG, na ausência de calcificações graves.

Maureira (78), num estudo maior que incluiu 97 pacientes submetidos a plastia de GCT, relatou uma mortalidade global de 95% aos 5 anos e 80% aos 10 anos.

Em 2015, um estudo publicado por BERNAL et al (79) concluiu que a endarterectomia coronária em doentes com um EuroSCORE elevado ou intermédio reduz a morbilidade e a mortalidade, o que nos leva a pensar na sua realização em doentes de alto risco.

Outro estudo recente, publicado em 2016, concluiu que esta técnica de revascularização não está associada a uma maior taxa de mortalidade e morbilidade pós-operatória do que a revascularização por bypass (80).

1. 5. Bypass do coração batendo :

A cirurgia de bypass coronário com CEC permite aos cirurgiões expor melhor o coração e efetuar procedimentos técnicos muito complicados. No entanto, a utilização da CEC está associada a determinadas complicações, como isquémia do miocárdio, acidente vascular cerebral, perturbações neuro-cognitivas pós-operatórias, insuficiência renal, transfusões e perturbações do ritmo supra-ventricular.

Para evitar estas complicações, os cirurgiões voltaram a recorrer à cirurgia do coração a bater, nomeadamente na sequência das actuais melhorias das técnicas cirúrgicas, dos procedimentos anestésicos e da reanimação pós-operatória.

A cirurgia de revascularização sem CEC, nos casos de estenose do TCCG, é uma alternativa segura à cirurgia com CEC (81) (82).

Roberto (81) comparou 420 pacientes que foram submetidos a cirurgia de coração batendo com 234 pacientes que foram submetidos a cirurgia de bypass. Verificou que o tempo até à isquémia global era mais curto, a incidência de transfusão de sangue e de insuficiência renal, e a utilização de contrapulsação intra-aórtica no pós-operatório eram menores no caso da cirurgia por coração a bater. Além disso, a mortalidade operatória foi significativamente menor no grupo do coração a bater (1,9%), em comparação com 6,4% no grupo do bypass.

Esta cirurgia do coração a bater reduziu significativamente a frequência de perturbações do ritmo, complicações renais, transfusões e complicações neurológicas (83) (5).

Estas vantagens fizeram com que esta técnica fosse amplamente utilizada em todo o mundo. De facto, a cirurgia de revascularização do miocárdio é realizada em 20% dos casos nos EUA, 15% no Canadá e até 85% dos casos nos centros chineses (84).

No entanto, o tratamento cirúrgico das lesões apertadas do TCCG com o coração a bater foi, em tempos, considerado uma contraindicação relativa, devido às perturbações hemodinâmicas que ocorrem quando o coração é deslocado durante este procedimento cirúrgico.

Atualmente, os distúrbios hemodinâmicos foram melhorados pelos avanços tecnológicos e pelas melhores técnicas e procedimentos anestésicos, tornando este método de revascularização mais seguro.

Vários autores (85) (81) demonstraram que a cirurgia de TCCG com o coração batendo é um método seguro, eficaz em termos de mortalidade precoce e tardia, e em termos de eventos cardiovasculares. Esta técnica também tem apresentado resultados satisfatórios em pacientes com disfunção ventricular esquerda (86).

Num estudo comparativo entre a cirurgia de bypass e a angioplastia do TCCG com stents activos, a diferença na mortalidade operatória e nas complicações neurológicas não foi significativa. Mas a diferença no MACE hospitalar entre os dois grupos foi significativa (0,94% no grupo da angioplastia versus 5,78% no grupo do bypass, com p < 0,05). No entanto, a diferença de MACE após 12 meses de seguimento não foi significativa (3,77% no grupo angioplastia versus 3,31% no grupo cirurgia de revascularização miocárdica e p > 0,05) (87). Assim, esta técnica carece de mais estudos randomizados para avaliar o seu benefício no pós-operatório, e para refinar as indicações deste procedimento nos casos de envolvimento isolado do TCCG, e envolvimento mono ou multi-truncular associado.

No entanto, a conversão de cirurgia de coração batendo para cirurgia de bypass é sempre possível. Numa análise multivariada, a hipertensão pulmonar e a regurgitação mitral foram preditivas de conversão (88). A mortalidade intra-hospitalar foi de 3,2% para os pacientes submetidos à cirurgia de coração batendo e 9% para os pacientes submetidos à cirurgia convencional. Este estudo (89) concluiu que a cirurgia cardíaca por batimento tem melhores resultados em pacientes de alto risco, ou seja, pacientes com estenose grave de CKGR, síndrome coronariana aguda com dor torácica persistente em repouso, angina instável, arritmia ventricular ou FEVE comprometida.

Uma outra opção de tratamento para os doentes com doença arterial coronária com estenose de CGRT e um risco cirúrgico elevado é a revascularização coronária integrada, ou revascularização híbrida, segundo alguns autores.

Este método de revascularização combina a técnica de bypass mamário com a angioplastia. Neste procedimento, o cirurgião realiza um bypass mamário direto minimamente invasivo através de uma toracotomia esquerda sem circulação extracorporal. Em seguida, no prazo de uma semana, o angioplasta efectua uma angioplastia dos ramos distais da artéria circunflexa e/ou da artéria coronária direita (90) (91).

Este tipo de revascularização não melhora a taxa de sobrevivência precoce, mas reduz o tempo de hospitalização em unidades de cuidados intensivos, a duração da ventilação mecânica, a necessidade de transfusões de sangue e reduz os custos hospitalares (92).

Este método poderia, portanto, ser altamente eficaz nas mãos de angioplásticos em centros de grande volume (mais de 600 angioplastias por ano) e de cirurgiões com experiência em cirurgia de bypass mamário sem circulação extracorporal.

No entanto, a maior parte das séries publicadas na literatura referem-se a pequenos grupos de doentes tratados com um seguimento máximo de 1 ano.

1. 6. Cirurgia combinada de revascularização do miocárdio e substituição da válvula aórtica:

A incidência de doença arterial coronária é excessivamente elevada nos doentes com estenose aórtica. A incidência varia de região para região, mas sobretudo com a idade: cerca de 40% antes dos 60 anos e até 60% após os 80 anos (93) (94).

A mortalidade operatória é duplicada no caso de revascularização coronária associada à substituição valvular (95) (96) (97) (98).

1. 7. Cirurgia coronária e tromboendarterectomia carotídea :

Evagelopoulos et al (65) demonstraram que, no caso de associação de estenose significativa do TCCG com lesões da artéria carótida interna, se justifica a cirurgia combinada de endarterectomia carotídea e revascularização miocárdica, e que o risco de enfarte e AVC não é superior ao da cirurgia isolada de cada lesão.

A cirurgia coronária de coração batido reduz o risco de complicações neurológicas em doentes com estenose carotídea significativa e história de AVC.

No entanto, são necessários estudos em grande escala para confirmar estes resultados (99).

VI- Resultados da cirurgia :

Vários estudos analisaram a mortalidade, as complicações e os eventos major a curto, médio e longo prazo, consoante a técnica cirúrgica e o perfil do doente.

1. Mortalidade operatória :

A mortalidade operatória intra-hospitalar e extra-hospitalar foi analisada em simultâneo, uma vez que na nossa série apenas um doente faleceu na fase extra-hospitalar.

Desde os primórdios da cirurgia de revascularização coronária, a estenose do TCCG tem sido reconhecida como um fator de risco peri-operatório por si só (19).

Nas últimas décadas, o risco inerente a esta patologia específica diminuiu, mas não desapareceu (100) (101).

Esta melhoria dos resultados é secundária ao desenvolvimento das técnicas microcirúrgicas, da proteção do miocárdio, da anestesia e, sobretudo, da utilização de enxertos arteriais.

Em 1997, o registo da Society of Thoracic Surgery reportou um risco operatório de 4% em doentes com estenose do TCCG, ou seja, um risco 1,5 vezes superior ao de todas as cirurgias coronárias (4 versus 2,5%). (102).

Séries recentes encontraram uma taxa de mortalidade intra-hospitalar de 2,8% e uma taxa de mortalidade aos 30 dias entre 3 e 4,2%, semelhante à da cirurgia coronária em geral (71) (103).

A taxa de mortalidade aumenta com o número de troncos coronários afectados. No estudo SYNTAX, as taxas de mortalidade a 1, 2, 3 e 5 anos para a doença multitruncular grave foram de 3,5%, 4,9%, 6,7% e 11,4%, **respetivamente** (57) (58).

2. *Diferentes pontuações preditivas para a mortalidade operatória :*

O período pós-operatório precoce é classicamente reconhecido como sendo o mais crítico e, por isso, estão a ser feitas tentativas para determinar os factores de prognóstico que predizem a mortalidade precoce.

Atualmente, são utilizados vários scores para estimar a mortalidade operatória em cirurgia cardíaca.

O objetivo dos scores de risco em cirurgia cardíaca é estimar a mortalidade operatória (aos 30 dias) após cirurgia cardíaca, em função das caraterísticas do doente e do tipo de cirurgia. Desempenham, por isso, um papel importante na avaliação da relação risco/benefício das operações e na informação dos doentes. Os scores discriminam bastante bem entre doentes de baixo risco e de alto risco. No entanto, carecem de precisão quando se trata de estimar os valores de mortalidade, e o EuroSCORE, em particular, tende a sobrestimar a mortalidade operatória, quanto maior for o risco.

As pontuações de risco têm, portanto, a vantagem de reduzir a subjetividade da estimativa do risco operatório, mas devem ser interpretadas com cautela e não podem substituir o julgamento clínico.

Certos factores (pontuação de risco PURSUIT) foram igualmente identificados por alguns estudos como sendo preditivos de um aumento da mortalidade perioperatória (104).

O EuroSCORE foi desenvolvido pela Associação Europeia de Cirurgia Cardio-Torácica. Trata-se de uma pontuação única para todos os tipos de cirurgia cardíaca.

É amplamente utilizada, nomeadamente porque é muito fácil de utilizar. A versão aditiva pode ser calculada à cabeceira do doente através de uma simples adição. A versão logística permite estimar diretamente a probabilidade de morte perioperatória, mas requer uma calculadora. Atualmente, é utilizado o EuroSCORE II. Estão a ser estudados vários parâmetros.

A pontuação STS é derivada da base de dados da Society of Thoracic Surgeons. Inclui um maior número de variáveis do que o EuroSCORE, pelo que o seu cálculo é mais demorado. Tem a vantagem de incluir modelos específicos para os diferentes tipos de cirurgia cardíaca (valvular, coronária ou outra) e estima não só a mortalidade operatória mas também a morbilidade.

Para além do score anatómico SYNTAX e do score clínico SYNTAX, Farooq et al (92) desenvolveram o score SYNTAX II, que contém 8 parâmetros e prediz a mortalidade a 4 anos em doentes com lesões coronárias complexas.

3. Factores clínicos :

A diabetes é um fator que piora o prognóstico dos doentes no pós-operatório devido às infecções mediastínicas e pulmonares, bem como aos distúrbios metabólicos que provoca.

A percentagem de diabéticos foi de 14,4% na série de Lu et al (103)e 19% no estudo de Murzi (71).

Vários estudos, como os de Murzi (71) e Ellis (105), identificaram o diabetes como responsável pelo excesso de mortalidade. Um estudo recente de YU et al (17) concluiu que a diabetes não influenciou a mortalidade ou a ocorrência de enfarte ou acidente vascular cerebral no pós-operatório. No estudo BARI e FREEDOM (106) (107)os pacientes diabéticos e multitrunculares submetidos a cirurgia de revascularização do miocárdio (CRM) tiveram melhor sobrevida do que os pacientes submetidos a ATJ.

A idade aumenta o risco de cirurgia. No estudo CASS (19), a taxa de mortalidade operatória aumentou proporcionalmente com a idade, passando de 2% em doentes com menos de 50 anos para 7% após os 50 anos (p=0,002). A idade também foi identificada como um fator preditivo em estudos de Lu (103), Murzi (71), Ellis (105) e YU (68).

Joseph (108), num estudo que incluiu 3083 doentes com estenose do TCCG, mostrou que a idade avançada é um fator importante na mortalidade precoce (p < 0,0001) (108). No entanto, Rollé (54) relatou apenas 3% de mortalidade em 50 pacientes com estenose da CGRT com idade superior a 70 anos.

O sexo feminino é um fator de risco para a cirurgia (102). No estudo CASS (19)a mortalidade operatória foi estimada em 8% nas mulheres contra 4% nos homens (p=0,02). Esta taxa de mortalidade excessiva nas mulheres foi observada noutros estudos: Gomberg (109)num estudo retrospetivo pós-operatório de 176 pacientes operados por estenose do tronco comum, encontrou os mesmos achados, observando uma taxa de mortalidade de 6,6% nos homens e 17,5% nas mulheres (p<0,05). Foi ainda referido que o aumento global da percentagem de mulheres reconhecidas como tendo condições anatómicas desfavoráveis com um diâmetro coronário inferior ao dos homens foi mais significativo nos grupos etários acima dos 60 e 70 anos (110).

Vários estudos tentaram avaliar o impacto da apresentação clínica na mortalidade e na ocorrência de MACE.

O risco aumenta com a gravidade clínica da incapacidade funcional. No estudo de Chaitman (111)os doentes que sofriam de síndrome coronário agudo tinham uma taxa de mortalidade operatória mais elevada (6%) do que os doentes com angina estável (3%).

Da Rocha (70) demonstrou que os pacientes que apresentam uma estenose apertada do TCCG, cujo motivo da descoberta foi uma síndrome coronária aguda, têm um risco de eventos cardiovasculares 5 vezes maior do que outras apresentações clínicas, mesmo após a estabilização clínica do paciente.

Fuikui et al (88), num estudo com 459 doentes, 191 dos quais tinham como apresentação clínica uma síndrome coronária aguda, demonstraram que esta apresentação clínica não tinha impacto, quer a curto quer a longo prazo, na mortalidade ou na ocorrência de MACE. (15).

Os doentes hospitalizados por enfarte do miocárdio correm maior risco de mortalidade peri e pós-operatória do que os outros doentes (54).

A disfunção ventricular esquerda é uma das complicações da doença arterial coronária, sendo um fator de risco em doentes com cardiopatia isquémica propostos para cirurgia de bypass coronário. Apesar dos avanços nas novas classes terapêuticas, na cardiologia de intervenção e nas técnicas cirúrgicas, a mortalidade intra-hospitalar em pacientes com função ventricular esquerda comprometida permanece elevada em comparação com pacientes com função ventricular esquerda preservada (112).

A insuficiência cardíaca associada a uma deterioração profunda da fração de ejeção ventricular é um fator altamente preditivo de mortalidade peri-operatória (8% de mortalidade versus 4% na ausência de insuficiência cardíaca, de acordo com o estudo CASS). (19).

- Associação com doença vascular periférica :

Na literatura, a associação com a doença aterosclerótica das artérias periféricas tem sido descrita e considerada como um fator que aumenta a taxa de mortalidade em 25% em comparação com os doentes com doença coronária associada (31).

- Insuficiência renal crónica :

A insuficiência renal foi identificada como um fator prognóstico de mortalidade intra-hospitalar em vários estudos, como o estudo Ellis (105).

Num estudo recente publicado por Pan et al em 2016 (113), pacientes com estenose de CKGR que têm função renal normal ou uma depuração superior a 45 ml / min, o TCA é uma boa alternativa à cirurgia. [2]No entanto, para pacientes com função renal grave (cl <45 ml / min × 1,73 m), os pacientes têm um alto risco de infarto do miocárdio após o procedimento.

Numa análise multivariada, a insuficiência renal crónica pré-operatória foi fortemente correlacionada com a mortalidade intra-hospitalar (p = 0,006).

- Insuficiência renal aguda pós-operatória :

Num estudo multicêntrico de 2222 doentes, cujo objetivo foi avaliar a disfunção renal após cirurgia de revascularização miocárdica sob CEC, a disfunção renal foi definida como um nível de creatinina maior ou igual a 20 mg/l, ou um aumento de 7 mg/l ou mais em relação ao nível pré-operatório. (114). A disfunção renal ocorreu em 7,7% dos pacientes, e 1,4% necessitaram de sessões de hemodiálise. A mortalidade intra-hospitalar foi de 19% no grupo que não utilizou hemodiálise no pré-operatório e de 63% no grupo que a utilizou, em comparação com uma taxa de mortalidade de 0,9% nos doentes sem disfunção renal.

4. *Factores coronários :*

O estudo CASS (19) demonstrou a influência da gravidade da lesão do TCM: 50-74% de envolvimento do TCM não teve efeito na mortalidade (2,1% versus 2,3%). Quando o envolvimento do tronco é < 75%, a dominância não influencia o prognóstico. No entanto, se o envolvimento for grave >90%, a mortalidade aumenta de 5,7% para a dominância direita para 25% para a dominância esquerda.

O envolvimento da artéria coronária direita, especialmente quando dominante, é também um fator prognóstico importante, e muitos autores concordam que o tempo e o tipo de cirurgia devem ser determinados pelo grau de compensação da artéria coronária direita. (115) (116). A localização ostial isolada não está correlacionada com um aumento da morbilidade e mortalidade operatórias (16).

JONSSON (92) comparou a mortalidade precoce e tardia após a cirurgia do tronco coronário em doentes que não apresentavam estenose do TCCG, em doentes com estenose intermédia inferior a 75%, em doentes com estenose grave superior a 75% e em doentes com oclusão do TCCG.

Estes doentes foram seguidos durante 10 anos. A mortalidade precoce foi de 1,9% e 2,3%, respetivamente, na ausência ou presença de estenose intermédia, em comparação com 6,3% se a estenose fosse grave. A sobrevivência aos 10 anos foi de 76% na ausência de estenose GIST, 74% na presença de estenose intermédia e 64% na presença de estenose grave. (13).

No SYNTAX (117)a incidência de morte e enfarte do miocárdio foi de 2,1% no caso de envolvimento isolado do tronco da coronária esquerda, 7,4 a 7,7% no caso de envolvimento do TCGT com 1 vaso e envolvimento do TCGT com 2 vasos, e aumentou significativamente para 14,5% no caso de envolvimento do TCGT com 3 vasos.

5. Factores cirúrgicos :

- **Atraso operatório:** Devido ao risco de complicações, é aconselhável operar os doentes com estenose de CGRT relativamente cedo após a angiografia coronária. Idealmente, a operação deve ser efectuada durante o mesmo internamento hospitalar.

As circunstâncias da operação também têm um valor prognóstico definitivo. A cirurgia de urgência efectuada em más condições de instabilidade hemodinâmica e de necrose aguda está associada a uma taxa de mortalidade elevada (até 40%). De facto, por razões práticas, estes doentes devem ser programados numa base de semi-emergência, com um tempo adaptado a cada caso individual.

Azinheira (9) encontrou uma elevada taxa de mortalidade na cirurgia de urgência realizada em más condições de instabilidade cardiovascular e isquémia miocárdica, uma vez que 79% dos doentes que faleceram pertenciam ao grupo de cirurgia de urgência. Este autor recomendou a estabilização da isquémia miocárdica e do estado hemodinâmico antes da cirurgia.

Por conseguinte, é aconselhável, exceto em casos de extrema urgência, esperar um período de tempo razoável antes de entregar o doente aos cirurgiões nas melhores condições possíveis.

Maziak et al (69) recomendaram uma seleção meticulosa dos doentes com estenose do RKG e aconselharam uma cirurgia urgente (menos de 10 dias) em indivíduos com sintomas graves: síndrome coronária aguda ou enfarte pré-operatório, ou dispneia em repouso.

No entanto, para uma estenose superior a 75% do TCCG, o prazo de intervenção pode ser alargado para 3 semanas em indivíduos clinicamente estabilizados.

Do mesmo modo, Rexius H (118) constatou que os procedimentos de emergência tinham uma mortalidade significativamente mais elevada do que os procedimentos electivos e que a triagem baseada principalmente na sintomatologia clínica e, secundariamente, no grau de estenose, deve ser bem estabelecida.

- **Proteção miocárdica intra-operatória:** A qualidade da proteção miocárdica determina o prognóstico pós-operatório. A solução de cardioplegia deve parar o coração, protegê-lo e fornecer-lhe os elementos necessários à sua sobrevivência até retomar a sua atividade. Deve preservar as reservas de ATP e as enzimas intracelulares, minimizar o metabolismo anaeróbico e evitar a formação de radicais livres e a sobrecarga de cálcio durante a reperfusão.

Deviri et al (119) preferem a cardioplegia sanguínea quente para uma melhor proteção do miocárdio em doentes com estenose da CGRT.

A cardioplegia retrógrada através do seio coronário tem a vantagem de atingir territórios distais no caso de estenoses proximais apertadas com pouca colateralização e de evitar a fuga aórtica, mas não protege o ventrículo direito, cuja drenagem é feita através das veias de Thebesius e não através do seio coronário. A cânula é introduzida por punção da aurícula direita e possui um cuff semi-oclusivo. A pressão de perfusão deve permanecer entre 30 e 40 mm Hg e é medida por um transdutor de pressão separado. O caudal é de 100-200 ml/min.

- **Duração do pinçamento aórtico e da circulação extracorporal:** A duração do pinçamento aórtico e da circulação extracorporal são factores muito importantes na mortalidade operatória e pós-operatória. De facto, quanto maior for esta duração, maior é a mortalidade. (102).

Chaitman (111) relatou em sua série de 1172 pacientes submetidos à cirurgia que a duração da circulação extracorpórea foi maior nos não sobreviventes (156 ± 62 versus 118 ± 45 minutos; p < 0,0001). Mais recentemente, Rollé (120) demonstrou que a mortalidade no pós-operatório precoce estava estatisticamente correlacionada com uma duração de circulação extracorpórea maior que 140 minutos e um tempo de pinçamento aórtico maior que 100 minutos.

A Tabela V resume a duração da cirurgia de bypass e do clampeamento da aorta em várias séries da literatura.

Tabela V: Tabela resumo da duração da CEC e do pinçamento aórtico em determinadas séries.

série	Ano	Duração do CEC (min)	Duração do pinçamento aórtico (min)
Sheri Murtaza M (121)	2009	111,53	64,07
Chaitman (111)	1983	137+/-53	-
Deviri (119)	1993	141 ± 39.55	73.03 ± 17.96

- Revascularização completa ou incompleta do miocárdio e número de bypasses aorto-coronários: A revascularização incompleta é um fator prognóstico importante, uma vez que expõe o doente a um enfarte precoce no pós-operatório e a uma diminuição da fração de ejeção.

Nataf (122) demonstrou que a revascularização incompleta é um fator independente na mortalidade peri-operatória (p < 0,005). Num estudo que incluiu 3803 pacientes submetidos a CABG por estenose apertada do TCCG, a revascularização incompleta foi um fator de morbilidade pós-operatória e um fator de reintervenção subsequente (108).

Rollé (54) também enfatizou o efeito prejudicial da revascularização incompleta. No entanto, alguns autores acreditam que o grau de revascularização pode ser mais importante em termos de sobrevivência a longo prazo e resultados funcionais do que no imediato.

O tipo e o número de enxertos utilizados também podem ter um impacto nos resultados pós-operatórios. De facto, a utilização de 2 enxertos mamários está associada a um risco menor do que a utilização de um enxerto de safena, cuja oclusão é mais frequente no pós-operatório do que os enxertos arteriais (p = 0,008). (122).

José (108) demonstrou que a utilização da artéria mamária interna como enxerto na IVA ou na diagonal ou em ambas ao mesmo tempo melhorou significativamente a sobrevida (p=0,003). O número de pontes é também um fator de prognóstico, uma vez que está geralmente dependente da revascularização completa, observando-se 10% de mortes quando o número de pontes é < 2 versus 4% se o número de pontes for ≥ 2.

- Duração da ventilação mecânica e tempo de permanência nos cuidados intensivos: Lu et al (103) demonstraram que a duração da ventilação mecânica superior a 48 horas e a permanência numa unidade de cuidados intensivos não eram factores preditivos de mortalidade. No entanto, uma duração total de permanência superior a 14 dias era significativamente preditiva de mortalidade, daí a vantagem da cirurgia de coração batendo.

6. Morbilidade pós-operatória :

Nas séries publicadas na literatura, o IM pós-operatório é ligeiramente mais frequente do que na cirurgia coronária em geral. Enquanto a taxa dessa complicação é de 2 a 10% na cirurgia coronariana (123)parece ser duas vezes mais elevada na cirurgia da estenose do tronco comum. Os factores que determinam a ocorrência de complicações isquémicas pós-operatórias em doentes com oclusão aguda do TCCG são o estado hemodinâmico, a presença ou ausência de circulação colateral, o sucesso da reperfusão coronária e a presença de uma rede coronária direita dominante (124).

No estudo SYNTAX, a taxa de AVC após CRM para estenose TCCG foi de 4,3% nos pacientes submetidos à cirurgia, comparada a 1,5% nos pacientes submetidos à angioplastia percutânea (p = 0,03). (125).

7. *Resultados tardios :*

O tratamento cirúrgico da estenose da CGRT por bypass aorto-coronário também transformou o prognóstico vital e funcional dos doentes a médio e longo prazo.

O estudo CASS (19) estudou o seguimento dos doentes durante um período de 15, 11 e 10 anos respetivamente, demonstrando um claro aumento da sobrevivência em relação ao tratamento médico, com uma taxa de sobrevivência aos 15 anos de 37%. Quanto maior o grau de estenose no tronco, maior o benefício.

José (108) relatou uma sobrevida em 10 anos de 64% e em 20 anos de 28%. Este autor referiu vários factores preditivos de mortalidade a médio e longo prazo: disfunção ventricular esquerda, diabetes, hipertensão, doença arterial periférica, tabagismo, uso de enxertos venosos e fibrilhação auricular pré-operatória.

As causas cardiovasculares de morte tardia incluem insuficiência cardíaca, morte súbita, enfarte do miocárdio e perturbações do ritmo ou da condução. (126). Esta mortalidade secundária é muito inferior à mortalidade espontânea deste tipo de doentes, pois é aceite que quase metade dos doentes não operados morrem nos 3 anos seguintes à coronariografia. Assim, a cirurgia aumenta inquestionavelmente a esperança de vida destes doentes.

A Tabela VI mostra a mortalidade operatória e a longo prazo da cirurgia de revascularização do miocárdio:

Tabela VI: Revascularização do miocárdio por estenose de CAGT: mortalidade intra-hospitalar e extra-hospitalar .

Autor	Ano de estudos	Ano da cirurgia	Número de pacientes	Mortalidade	
				Hospital %	Ambulatório %
Jonsson (77)	2006	1970-99	1888	2,7	-
Lu (103)	2005	1997-2003	1197	2,8	10
Keogh e parente (78)	2003	2003	5003	3	-
Dewey (122)	2006	1998-99	728	-	4,2
Yeatman (79)	2006	1996-2000	387	2,4	-
José (108)	2006	1971-98	3803	-	7,8

A melhoria da sobrevivência dos doentes submetidos a cirurgia é acompanhada por uma melhoria da função, uma vez que 70-90% dos sobreviventes são assintomáticos após um seguimento de até 5 anos (55).

Carrie et al (55) registaram o estado funcional aos 18 meses de 134 pacientes com uma lesão significativa do TCCG, e encontraram uma clara melhoria funcional no grupo revascularizado cirurgicamente.

VII- Cirurgia versus angioplastia no tratamento das lesões não protegidas do TCCG:

A estenose do TCCG não protegido, a mais grave das lesões coronárias devido ao grande território miocárdico afetado pela isquémia, beneficiou desde 1995 de uma alternativa à cirurgia coronária com a introdução do stent no tronco comum em casos cuidadosamente selecionados.

Na presença de envolvimento do TCCG, a revascularização coronária por cirurgia de bypass foi a regra durante vários anos, baseada em parte no CASS (19). Foi sugerido que certas caraterísticas fisiopatológicas militavam contra o sucesso da angioplastia, nomeadamente o elevado risco de re-estenose na presença de uma lesão em bifurcação e o facto de a maioria dos doentes ter lesões mais extensas nos outros troncos.

O estudo CASS (19) produziu resultados muito significativos, uma vez que o seu registo incluiu 1484 doentes coronários com estenose CGRT superior a 50%, aleatorizados para cirurgia ou tratamento conservador. A taxa de sobrevivência no grupo cirúrgico (1153 doentes) foi de 37% contra 27% no grupo não cirúrgico (331 doentes).

Recentemente, os resultados de 5 anos do estudo SYNTAX (57) e PRECOMBAT (21) confirmaram o lugar da cirurgia de bypass na presença de envolvimento do TCCG, em termos de sobrevivência e da ocorrência de MACCE. Este benefício é claramente demonstrado na presença de um score SYNTAX > 23 e permanece pelo menos equivalente abaixo deste score. A revascularização por bypass foi mais completa e, sobretudo, mais duradoura, em comparação com o grupo da angioplastia.

A cirurgia de revascularização do miocárdio é o tratamento de primeira linha para as estenoses não protegidas do TCCG, porque enquanto as dificuldades anatómicas e a gravidade das lesões determinam o sucesso imediato e os resultados a longo prazo da angioplastia, a cirurgia evita essas dificuldades.

Vários estudos dedicados à angioplastia do tronco forneceram provas convincentes para competir seriamente com a revascularização cirúrgica.

A dilatação coronária teve um início difícil, com complicações graves e desencorajadoras (retorno elástico e dissecção durante a dilatação com balão). O desenvolvimento dos stents veio posteriormente reduzir estas dificuldades, mas não resolveu o problema da reestenose e das elevadas taxas de reintervenção.

As indicações para a angioplastia TCCG foram, portanto, limitadas a lesões protegidas e a doentes com risco cirúrgico muito elevado ou com esperança de vida limitada.

O advento dos stents activos, com a sua espetacular redução da reestenose, levou a que fossem testados nas estenoses TCCG.

Ao mesmo tempo que se registaram progressos na cardiologia de intervenção, as técnicas de revascularização cirúrgica também melhoraram, com o desenvolvimento de técnicas menos invasivas, técnicas "no-touch aortic", cirurgia do coração a bater, revascularização arterial completa e melhorias na qualidade da reanimação pós-operatória.

No entanto, nos primeiros estudos que compararam a cirurgia e a angioplastia, a vantagem da cirurgia foi subestimada porque :

- A maioria dos doentes incluídos nestes estudos era de baixo risco.

- Poucos, ou nenhuns, doentes fizeram um bypass arterial.

- Os critérios de inclusão eram frequentemente "intenção de tratar". De facto, um grande número de doentes inicialmente tratados com stent foram posteriormente contornados e considerados como tendo sido tratados com angioplastia para a análise estatística.

O SYNTAX (20) foi concebido para comparar estas duas técnicas em pacientes tri-trunculares ou pacientes com estenose do TCCG.

Mas mesmo neste grande estudo, as técnicas de revascularização cirúrgica não estavam normalizadas e estão longe de ser óptimas, enquanto que no braço de angioplastia do TCCG, as técnicas eram mais homogéneas.

A Tabela VII resume a média dos scores SYNTAX para as lesões coronárias nos grupos bypass e angioplastia nos vários estudos analisados:

Tabela VII: Valores do SYNTAX SCORE nos diferentes estudos para pacientes submetidos a cirurgia ou angioplastia.

	Pontuação média SYNTAX para o grupo de bypass	Pontuação média SYNTAX para o grupo de angioplastia
Zheng (91)	33.3 +/- 7.8	23.6 +/- 6.7
Patrick (87)	32,7+/-12,9	31,3+/-12,5
Sintaxe (20)	28,1 ± 12,4	26,7 ± 11,5
Boudriot (22)	23 (14,8-28)	24 (19-29)
Buszman (LE MANS) (56)	25,2± 8,7	24,7± 6,8

A análise comparativa dos dois grupos ao nível de cada estudo analisado não revelou diferenças significativas na pontuação média SYNTAX entre os dois grupos, dada a natureza prospetiva e aleatória destes estudos.

Após uma análise angiográfica do estado das coronárias e das lesões, a avaliação do risco operatório é essencial para a decisão terapêutica. Estudos recentes concluíram que a mortalidade foi semelhante entre a angioplastia e a cirurgia, mas a ocorrência de AVC pós-operatório foi maior no grupo cirúrgico, e o risco de reestenose intra-stent e de revascularização repetida foi maior no grupo da angioplastia. Assim, a angioplastia parece ter boas indicações quando as lesões são limitadas em número e complexidade. É também uma alternativa válida quando existem comorbilidades significativas que tornam a cirurgia de bypass demasiado arriscada. (127).

O seguimento de um ano de todas as séries mostrou que a revascularização de doentes com uma lesão significativa do TCCG por angioplastia resultou em menos mortes, enfartes e acidentes vasculares cerebrais do que a revascularização por bypass. No entanto, esta

a diferença não atingiu o limiar de significância, exceto no caso do AVC no estudo SYNTAX (20).

No entanto, a revascularização percutânea foi responsável por mais MACE e revascularizações repetidas. De facto, no que diz respeito aos eventos major, e à exceção do estudo SYNTAX que encontrou quase a mesma taxa em ambos os grupos, todos os outros estudos analisados encontraram uma taxa mais elevada no grupo da angioplastia (128) (129) (130). Esta diferença foi estatisticamente significativa na população do estudo LE MANS (56).

Um estudo publicado por Fortuna et al (12) demonstrou a vantagem da revascularização do miocárdio na redução da mortalidade a 5 anos em comparação com a ATC, particularmente em doentes com estenose do TCCG e que apresentavam estado bi-truncular ou tri-truncular.

A releitura do estudo SYNTAX, integrando tanto a pontuação SYNTAX como o EuroSCORE, fornece uma ajuda preciosa para as decisões terapêuticas (131) :

Pecado (132) propôs a combinação dos dados da pontuação SYNTAX com os dados clínicos do EuroSCORE e determinou 3 níveis de risco com um valor de corte:

- EuroSCORE a 7,5% e pontuação SYNTAX a 25: baixo risco
- EuroSCORE < 7,5% e pontuação SYNTAX < 25: 89,7% de sobrevivência livre de MACCE a 1 ano: um risco intermédio.
- Um EuroSCORE > 7,5% ou um SYNTAXscore > 25 a 72,9%: um risco elevado.

- Euro SCORE > 7,5% e pontuação SYNTAX > 25: sobrevivência livre de MACE de 47,4%.

Sinning (132) também encontrou uma diferença significativa de acordo com estes 3 níveis de risco para os seguintes elementos considerados independentemente: mortalidade, necessidade de revascularização e enfarte.

Serruys (20) sugere a correlação dos dados aditivos do EuroSCORE com os dados da pontuação SYNTAX para obter uma abordagem do risco global. Os dados do EuroSCORE têm um valor prognóstico na cirurgia cardíaca, mas também na angioplastia (133). Identifica 3 níveis de risco entre os doentes do estudo SYNTAX: doentes de baixo risco: SYNTAX < 33 e EuroSCORE < 6, comparando cirurgia e angioplastia em doentes com envolvimento do tronco comum (n = 701), a cirurgia tem uma mortalidade a 3 anos superior à angioplastia (7,5% versus 1,2%, p = 0,0054). Para os doentes de risco intermédio: SYNTAX score < 33 e EuroSCORE score > 6 ou EuroSCORE score < 6 e SYNTAX score > 33 e para os doentes de alto risco SYNTAX score > 33 e EuroSCORE score > 6, existe um benefício da cirurgia.

Serruys (20) propõe o seguinte algoritmo: cálculo do EuroSCORE aditivo, se for > 6: cirurgia, caso contrário cálculo do score SYNTAX. Se SYNTAX < 22: cirurgia ou angioplastia, entre 23-32 se paciente tri-truncular: cirurgia, se tronco comum isolado: angioplastia ou cirurgia, para pontuação SYNTAX > 33: cirurgia.

A taxa de mortalidade foi semelhante entre os dois grupos, mas a ocorrência de MACE e revascularização secundária foram maiores nos doentes submetidos a angioplastia, daí a superioridade da cirurgia. (49) (106) (125) (134).

Outros estudos mostraram que a mortalidade e a ocorrência de enfarte do miocárdio ou acidente vascular cerebral são comparáveis entre os dois grupos, mas a vantagem da cirurgia é que a incidência de revascularização iterativa é menor do que a observada no grupo que recebeu ATC (135) (31) (58).

O quadro VIII apresenta em pormenor os resultados dos vários estudos que beneficiaram de um CAP ou de um TCA.

Tabela VIII: Diferentes estudos comparando cirurgia e angioplastia.

série	Seguimento (anos)	Cirurgia vs angioplastia
COMPARE PRINCIPAL 2008, 2010 (31) (49)	5	Mesma taxa de mortalidade, eventos coronários e AVC isquémico, maior taxa de revascularização com o grupo ATC.
LE MANS, 2008, 2016 (136) (137)	10	Uma taxa comparável de mortalidade, enfarte do miocárdio, acidente vascular cerebral e revascularização repetida. Melhoria da fração de ejeção aos 10 anos.
SYNTAX, 2010, 2014 (117) (125)	5	Uma taxa comparável de mortalidade, enfarte do miocárdio, acidente vascular cerebral e revascularização repetida num ano e 5 anos.
Boudriot et al, 2011(22)	1	Este estudo favorece a cirurgia do tronco da coronária esquerda em 1 ano.
PRECOMBAT, 2011, 2015 (21) (138)	5	Taxas mais elevadas de mortalidade, enfarte do miocárdio e MACE no grupo ATC, e taxas mais elevadas de revascularização repetida.

DELTA, 2012 (50)	3,5	Taxas comparáveis de mortalidade, enfarte do miocárdio e acidente vascular cerebral e taxas elevadas de revascularização repetida com o grupo ATC

Novos estudos, como o **PRECOMBAT-2** (139)[ème]e studaram stents activos de 2 gerações e compararam o seu impacto na morbilidade e mortalidade em comparação com a cirurgia a longo prazo.

VIII- Indicações:

Durante vários anos, a cirurgia de bypass coronário foi considerada o gold standard para o tratamento das estenoses CKGR, com base no CASS (19).

Nas novas recomendações, o ATC para as lesões ostiais e intermédias são classe IIa, enquanto as lesões distais são classe IIb, mas a cirurgia continua a ser o gold standard nas lesões do tronco da coronária esquerda classe I (140, 141).

O estudo SYNTAX analisou 705 pacientes com uma lesão distal do TCCG, que foram randomizados em dois subgrupos: um grupo tratado cirurgicamente com cirurgia de bypass coronário, e o outro com ATC. A taxa de MACE a 1 ano foi comparável entre os grupos (13,7% para o grupo do bypass versus 15,8% para o grupo da angioplastia com p = 0,44). (117).

Após um seguimento de 5 anos, a taxa de mortalidade (14,6% para o grupo do bypass versus 12,8% para o grupo da angioplastia com p = 0,53) e a taxa de enfarte (4,8% para o grupo do bypass versus 8,2% para o grupo da angioplastia com p = 0,10) não foram significativamente diferentes entre os 2 grupos. No entanto, o grupo de bypass coronário teve uma taxa significativamente maior de AVC do que o grupo de angioplastia (4,3% versus 1,5% com p = 0,03).

No caso de envolvimento do TCCG com uma pontuação Syntax <= 22, há muito mais benefício do que risco para ambas as estratégias de tratamento, ou seja, qualquer que seja a angioplastia ou cirurgia escolhida.

Para os doentes com uma pontuação SYNTAX entre 23 e 32, a cirurgia é de classe I e a ATC é de classe IIa.

Para pacientes com um score SYNTAX > 32, a cirurgia de bypass coronário foi associada a uma redução significativa no uso de revascularização redux (11,6% versus 34,1% com p < 0,001).

Uma meta-análise (142) avaliou os resultados a 1 ano de 1611 pacientes divididos em 2 grupos. Não houve diferença significativa na taxa de mortalidade (4,1% para o grupo do bypass coronário versus 3% para o grupo da angioplastia com p = 0,29), e na taxa de enfarte do miocárdio (2,8% para o grupo do bypass versus 2,9% para o grupo da angioplastia com p = 0,95), e uma maior taxa de AVC no grupo do bypass (1,7% versus 0,1% com p = 0,01).

Num registo de 810 doentes com estenose do TCCG tratados por cirurgia (335 doentes) ou por ATC (475 doentes), não houve diferença significativa entre as 2 opções terapêuticas em termos de mortalidade, enfarte e acidente vascular cerebral após 2 anos de seguimento, enquanto o risco de reintervenção foi significativamente menor para o grupo do bypass coronário. (48).

Um dos grandes méritos do SYNTAX (20) foi a determinação de um score angiográfico que pode ser utilizado para estratificar o risco de intervenção de cada doente.

O score SYNTAX inclui vários componentes, como o número e a localização das lesões (tronco comum esquerdo, bifurcação, oclusão crónica, lesões tri-trunculares), e as suas caraterísticas (tortuosidade, calcificação, trombo). Este score é útil para a tomada de decisões terapêuticas, uma vez que a sua gravidade pode determinar o prognóstico. Para os cirurgiões, o score SYNTAX não afecta o prognóstico da revascularização do miocárdio (a cirurgia de revascularização do miocárdio contorna as lesões coronárias independentemente da complexidade anatómica), mas é muito útil para os cardiologistas de intervenção.

É interessante notar que o SYNTAX (20) encontrou uma taxa idêntica de eventos cardíacos major aos 3 anos entre a cirurgia e o stent ativo quando este score era inferior ou igual a 22.

Quando se situa entre 23 e 32, a taxa de eventos cardíacos graves é idêntica nos dois subgrupos.

Finalmente, quando a pontuação SYNTAX é superior a 33, a vantagem vai para a cirurgia.

O "Estudo Europeu de Cirurgia Coronária" demonstrou, em 59 doentes, uma redução de 56% da mortalidade em 5 anos, como resultado da cirurgia (143).

O tempo médio de sobrevivência no grupo cirúrgico foi de 13,3 anos, enquanto no outro grupo foi de apenas 6,6 anos (19).

Um ensaio clínico aleatório recente demonstrou que a angioplastia pode ser uma alternativa à cirurgia em doentes com condições anatómicas favoráveis e um risco clínico elevado. No entanto, este ensaio demonstrou a vantagem da cirurgia de bypass coronário na redução da incidência de eventos cerebrovasculares (7) (50).

Um estudo publicado no JACC por Cavalcante et al (84) analisou a mortalidade e a ocorrência de MACE em 5 anos. Para o grupo de pacientes com escore SYNTAX entre 0 e 32, a ocorrência de MACE foi semelhante para os grupos PAC e ATC, mas a mortalidade foi significativamente maior para o grupo PAC (p = 0,07), para os pacientes com escore SYNTAX >= 33, a ocorrência de MACE foi significativamente maior para o grupo ATC (p = 0,007), mas a mortalidade foi semelhante para ambos os grupos. (26).

O estudo Capodanno (48) foi no mesmo sentido. Analisando dados de 819 doentes, este autor encontrou uma taxa de mortalidade a 2 anos idêntica entre os 2 grupos quando o score SYNTAX era inferior ou igual a 34, enquanto que os resultados eram muito claramente a favor da cirurgia (8,5% versus 32,7%) quando era superior a 34.

Vale a pena lembrar também que as recomendações da Sociedade Europeia de Cardiologia (144) sobre revascularização miocárdica confirmam a importância deste score, uma vez que autorizam a angioplastia com um nível de prova suficiente quando este score é < 22, quer exista ou não uma lesão do TCCG isolada ou associada a outras lesões coronárias.

No entanto, com o passar do tempo, tornou-se cada vez mais claro que o score SYNTAX, por si só, era insuficiente para a tomada de decisões clínicas. Outros factores como a idade, a diabetes e a função renal podem também aumentar o risco de um doente, e estes dados não são tidos em conta se nos concentrarmos apenas na anatomia das lesões. Foi este facto que levou ao desenvolvimento de uma nova abordagem, o score SYNTAX II, que tem em conta um total de 8 parâmetros: idade, sexo, clearance de creatinina, função ventricular esquerda, existência de lesões tri-trunculares, envolvimento da circunflexa, existência de DPOC e envolvimento vascular periférico (145) (82).

Alguns autores sugeriram correlacionar os dados do SYNTAX score com os dados clínicos mais discriminantes: idade, creatinina, fração de ejeção do ventrículo esquerdo, como demonstrado por Ranucci (146) para determinar um Clinical Syntax Score (CSS) (147).

O score clínico SYNTAX foi estabelecido para prever o risco de eventos cardiovasculares e cerebrovasculares após angioplastia.

Garg (148) avaliou este CSS com resultados encorajadores em 516 doentes no estudo ARTS-II, determinando 3 tercis de CSS. CSS LOW < 15,6, CSS MID entre 15,6 e 27,5 e CSSHIGH > 27,5. A 1 ano, 18,7% dos pacientes do grupo de risco ALTO tiveram MACE, em comparação com 7,6% no grupo MID e 6,5% no grupo LOW, ou seja, significativamente mais elevado no grupo de alto risco do que nos outros dois grupos.

Além disso, o papel da abordagem multidisciplinar conhecida como "Heart Team" deve estar no centro do processo de tomada de decisão para o tratamento de lesões coronárias complexas, em particular o TCGT. (149) (7).

O doente deve estar no centro de uma discussão entre cardiologistas, cardiologistas de intervenção, cirurgiões cardíacos e anestesistas de cuidados intensivos. O objetivo é trabalhar em conjunto para encontrar a melhor estratégia terapêutica para o doente.

Carlos et al (150) publicaram um estudo prospetivo com o objetivo de avaliar a correspondência entre a decisão do Heart Team e os resultados do score SYNTAX e do score SYNTAX II em doentes tri-trunculares. Os doentes com indicação cirúrgica apresentavam um score SYNTAX mais elevado (p=0,03) e uma mortalidade prevista a 4 anos significativamente mais elevada em caso de PCT (p=0,04).

IX- Conclusão :

A estenose da TCCG é a lesão coronária mais grave pela dimensão do território miocárdico vascularizado e pelo risco de morte súbita que a sua oclusão pode acarretar.

A doença ateromatosa é a principal causa da patologia da CGRT, e o quadro clínico é frequentemente ruidoso.

Devido à sua gravidade, esta doença deve ser tratada rapidamente.

Desde os anos 70, e mais concretamente com os resultados do estudo CASS (3)a superioridade da cirurgia de revascularização miocárdica sobre o tratamento médico no tratamento das lesões do TCCG deixou de ser duvidosa. Nessa altura, a angioplastia, ainda em fase embrionária, deparou-se com a complexidade anatómica desta localização específica. As primeiras tentativas de revascularização percutânea foram decepcionantes. A gravidade das lesões foi facilmente contornada pela cirurgia de revascularização do miocárdio, que se tornou o tratamento de referência para o envolvimento do CGRT.

No entanto, os progressos registados na cardiologia de intervenção desde o advento dos stents activos, o aparecimento de protocolos antiplaquetários potentes e a experiência crescente dos operadores permitiram aos cardiologistas de intervenção aceitar de novo o desafio da revascularização percutânea do TCCG.

Assiste-se atualmente a um crescimento considerável da angioplastia do TCCG a nível mundial e no nosso país, associado ao desenvolvimento e uniformização das técnicas de angioplastia, ao advento de novas gerações de stents activos e ao desenvolvimento da terapêutica anti-agregante plaquetária.

Por fim, uma abordagem multidisciplinar deve estar no centro do processo de decisão para o tratamento das lesões coronárias complexas no TCGC, com o objetivo de desenvolver uma estratégia de revascularização orientada para o doente e que deve ser objeto de uma discussão entre cardiologistas, cardiologistas de intervenção, cirurgiões cardíacos e anestesistas.

Esta abordagem de "equipa cardíaca" deve basear-se em classificações de risco, que constituem uma ajuda preciosa para a tomada de decisões terapêuticas.

Os scores angiográficos: SYNTAX score, SYNTAX score II e SYNTAX clinical score são muito úteis, sobretudo se forem combinados com um score clínico como o EuroSCORE II, permitindo selecionar os doentes com muito maior precisão e orientá-los para a estratégia de revascularização mais adequada.

A angioplastia com um stent ativo é uma alternativa aceitável para doentes com envolvimento isolado do TCCG e um score SYNTAX baixo. No entanto, a cirurgia continua a ser o gold standard para a revascularização em doentes com doença tri-truncular ou envolvimento do TCCG. A opinião do doente também continua a ser essencial e deve ser tida em conta para garantir um consentimento verdadeiramente informado e justo.

Os estudos, especialmente os prospectivos, permitirão estudar melhor as estenoses CGRT, aperfeiçoar as indicações e orientar a decisão de tratamento de acordo com as recomendações actuais.

Bibliografia:

1.	DeMots H, Rösch J, McAnulty JH, Rahimtoola SH. Left main coronary artery disease. Cardiovasc Clin. 1977;8(2):201-11.

2.	O'Keefe JH, Hartzler GO, Rutherford BD, McConahay DR, Johnson WL, Giorgi LV, et al. Left main coronary angioplasty: early and late results of 127 acute and elective procedures. Am J Cardiol. 1989 Jul 15;64(3):144-7.

3.	Myers WO, Blackstone EH, Davis K, Foster ED, Kaiser GC. Registo CASS de sobrevivência cirúrgica a longo prazo. Estudo de Cirurgia da Artéria Coronária. J Am Coll Cardiol. 1999 Feb;33(2):488-98.

4.   Sangwoo Park, Seung-Jung Park, Duk-Woo Park. Intervenção Coronária Percutânea para Doença do Tronco da Artéria Coronária Esquerda. Present Status and Future Perspectives. JACC: ASIA, 2022 (2) :119- 138.

5.   Saffioti S, Burzotta F, Coluccia V, Trani C, Bruno P, Massetti M, et al. Utilidade dos sistemas EuroSCORE para estratificação de risco. J Cardiovasc Med Hagerstown Md. 2015 Feb;16(2):90-9.

6.   Ronnie Ramadan, William E. Boden, Scott Kinlay. Gestão da doença da artéria coronária principal esquerda. Jornal da Associação Americana do Coração 2018;7:e008151.

7.   Zheng Z, Xu B, Zhang H, Guan C, Xian Y, Zhao Y, et al. Cirurgia de Revascularização do Miocárdio e Intervenções Coronárias Percutâneas em Pacientes com Doença do Tronco da Artéria Coronária Esquerda Não Protegida. JACC Cardiovasc Interv. 2016 Jun 13;9(11):1102-11.

8.   Fajadet J, Chieffo A. Current management of left main coronary artery disease. Eur Heart J. 2012 Jan;33(1):36-50b.

9.   Holm F, Lubanda JC, Semrad M, Rohac J, Vondracek V, Miler I, et al. Clinical and operative factors associated with in-hospital mortality after surgery for left coronary artery common trunk stenosis. /data/revues/03980499/00290002/89/ [Internet]. 2008 Mar 20 [citado 2016 Out 2]; Disponível em: http://www.em-consulte.com/en/article/125044

10.   Yamanaka O, Hobbs RE. Solitary ostial coronary artery stenosis. Jpn Circ J. 1993 May;57(5):404-10.

11.   Topaz O, Warner M, Lanter P, Soffer A, Burns C, DiSciascio G, et al. Isolated significant left main coronary artery stenosis: angiographic, hemodynamic, and clinical findings in 16 patients. Am Heart J. 1991 Nov;122(5):1308-14.

12.   Fortuna D, Nicolini F, Guastaroba P, De Palma R, Di Bartolomeo S, Saia F, et al. Coronary artery bypass grafting vs percutaneous coronary intervention in a "real-world" setting: a comparative effectiveness study based on propensity score-matched cohorts. Eur J Cardio-Thorac Surg Off J Eur Assoc Cardio-Thorac Surg. 2013 Jul;44(1):e16-24.

13.   Jönsson A, Hammar N, Liska J, Nordqvist T, Ivert T. High mortality after coronary bypass surgery in patients with high-grade left

main coronary artery stenosis. Scand Cardiovasc J SCJ. 2006 Jun;40(3):179-85.

14.   Naganuma T, Chieffo A, Meliga E, Capodanno D, Park S-J, Onuma Y, et al. Long-term clinical outcomes after percutaneous coronary intervention versus coronary artery bypass grafting for ostial/midshaft lesions in unprotected left main coronary artery from the DELTA registry: a multicenter registry evaluating percutaneous coronary intervention versus coronary artery bypass grafting for left main treatment. JACC Cardiovasc Interv. 2014 Apr;7(4):354-61.

15.   Fukui T, Takanashi S. Acute Coronary Syndrome Does not have a Negative Impact on Outcomes after Coronary Artery Bypass Grafting in Patients with Left Main Disease. Ann Thorac Cardiovasc Surg Off J Assoc Thorac Cardiovasc Surg Asia. 2015;21(3):261-7.

16.   d'Allonnes FR, Corbineau H, Le Breton H, Leclercq C, Leguerrier A, Daubert C. Isolated left main coronary artery stenosis: long term follow up in 106 patients after surgery. Heart Br Card Soc. 2002 Jun;87(6):544-8.

17.   Yu X, He J, Luo Y, Yuan F, Song X, Gao Y, et al. Influência da diabetes mellitus nos resultados a longo prazo de doentes com doença do tronco da artéria coronária esquerda não protegida tratados com stents farmacológicos ou cirurgia de revascularização do miocárdio. Int Heart J. 2015;56(1):43-8.

18.   von Birgelen C, Hartmann M, Mintz GS, Baumgart D, Schmermund A, Erbel R. Relação entre a progressão e a regressão da doença aterosclerótica do tronco da artéria coronária esquerda e os níveis de colesterol sérico, avaliada com ultra-sons intravasculares de acompanhamento a longo prazo (> ou = 12 meses). Circulation. 2003 Dec 2;108(22):2757-62.

19.   Caracciolo EA, Davis KB, Sopko G, Kaiser GC, Corley SD, Schaff H, et al. Comparação da sobrevivência do grupo cirúrgico e médico em pacientes com doença arterial coronária equivalente ao tronco da coronária esquerda. Long-term CASS experience. Circulation. 1995 May 1;91(9):2335-44.

20.   Serruys PW, Farooq V, Vranckx P, Girasis C, Brugaletta S, Garcia-Garcia HM, et al. Uma abordagem de risco global para identificar pacientes com doença do tronco da coronária esquerda ou de 3 vasos que poderiam ser tratados com segurança e eficácia com intervenção coronária percutânea: o ensaio SYNTAX aos 3 anos. JACC Cardiovasc Interv. 2012 Jun;5(6):606-17.

21. Park S-J, Kim Y-H, Park D-W, Yun S-C, Ahn J-M, Song HG, et al. Randomized trial of stents versus bypass surgery for left main coronary artery disease. N Engl J Med. 2011 May 5;364(18):1718-27.

22. Boudriot E, Thiele H, Walther T, Liebetrau C, Boeckstegers P, Pohl T, et al. Randomized comparison of percutaneous coronary intervention with sirolimus-eluting stents versus coronary artery bypass grafting in unprotected left main stem stenosis. J Am Coll Cardiol. 2011 Feb 1;57(5):538-45.

23. Cheng C-I, Lee F-Y, Chang J-P, Hsueh S-K, Hsieh Y-K, Fang C-Y, et al. Long-term outcomes of intervention for unprotected left main coronary artery stenosis: coronary stenting vs coronary artery bypass grafting. Circ J Off Jpn Circ Soc. 2009 Apr;73(4):705-12.

24. d'Allonnes FR, Corbineau H, Le Breton H, Leclercq C, Leguerrier A, Daubert C. Isolated left main coronary artery stenosis: long term follow up in 106 patients after surgery. Heart Br Card Soc. 2002 Jun;87(6):544-8.

25. Seung KB, Park D-W, Kim Y-H, Lee S-W, Lee CW, Hong M-K, et al. Stents versus coronary-artery bypass grafting for left main coronary artery disease. N Engl J Med. 2008 Abr 24;358(17):1781-92.

26. Cavalcante R, Sotomi Y, Lee CW, Ahn J-M, Farooq V, Tateishi H, et al. Outcomes After Percutaneous Coronary Intervention or Bypass Surgery in Patients With Unprotected Left Main Disease. J Am Coll Cardiol. 2016 Sep 6;68(10):999-1009.

27. el Fawal MA, Berg GA, Wheatley DJ, Harland WA. Sudden coronary death in Glasgow: the severity and distribution of chronic coronary atherosclerotic stenoses. Br Heart J. 1987 May;57(5):420-6.

28. Seung KB, Park D-W, Kim Y-H, Lee S-W, Lee CW, Hong M-K, et al. Stents versus coronary-artery bypass grafting for left main coronary artery disease. N Engl J Med. 2008 Abr 24;358(17):1781-92.

29. Lee J-Y, Park D-W, Kim Y-H, Yun S-C, Kim W-J, Kang S-J, et al. Incidência, preditores, tratamento e prognóstico a longo prazo de pacientes com reestenose após implante de stent farmacológico para doença do tronco da artéria coronária esquerda não protegida. J Am Coll Cardiol. 2011 Mar 22;57(12):1349-58.

30. Steg PG, Goldberg RJ, Gore JM, Fox KAA, Eagle KA, Flather MD, et al. Baseline characteristics, management practices, and in-hospital outcomes of patients hospitalized with acute coronary syndromes in the Global Registry of Acute Coronary Events (GRACE). Am J Cardiol. 2002 Aug 15;90(4):358-63.

31.	Seung KB, Park D-W, Kim Y-H, Lee S-W, Lee CW, Hong M-K, et al. Stents versus coronary-artery bypass grafting for left main coronary artery disease. N Engl J Med. 2008 Abr 24;358(17):1781-92.

32.	Carrie D, Derbel F, Delay M, Calazel J, Bernadet P. [Aspectos clínicos, angiográficos e seguimento de 18 meses de 134 casos de estenose do tronco da coronária esquerda]. Arch Mal Coeur Vaiss. 1989 Dec;82(12):2027-33.

33.	Diderholm E, Andrén B, Frostfeldt G, Genberg M, Jernberg T, Lagerqvist B, et al. A depressão ST no ECG à entrada indica lesões coronárias graves e grandes benefícios de uma estratégia de tratamento invasivo precoce na doença arterial coronária instável; o subestudo FRISC II ECG. O estudo Fast Revascularisation during InStability in Coronary artery disease. Eur Heart J. 2002 Jan;23(1):41-9.

34.	Yamaji H, Iwasaki K, Kusachi S, Murakami T, Hirami R, Hamamoto H, et al. Predição de obstrução aguda do tronco da artéria coronária esquerda por eletrocardiografia de 12 derivações. Elevação do segmento ST na derivação aVR com menor elevação do segmento ST na derivação V(1). J Am Coll Cardiol. 2001 Nov 1;38(5):1348-54.

35.	Sclarovsky S, Nikus KC, Birnbaum Y, Kjell N. A manifestação da estenose do tronco da artéria coronária esquerda é a depressão difusa do ST nas derivações inferior e precordial do ECG. J Am Coll Cardiol. 2002 Aug 7;40(3):575-576-577.

36.	Shaw LJ, Peterson ED, Shaw LK, Kesler KL, DeLong ER, Harrell FE, et al. Utilização de uma pontuação prognóstica em tapete rolante na identificação de subgrupos de doença coronária de diagnóstico. Circulation. 1998 Oct 20;98(16):1622-30.

37.	Lanza GA, Mustilli M, Sestito A, Infusino F, Sgueglia GA, Crea F. Diagnostic and prognostic value of ST segment depression limited to the recovery phase of exercise stress test. Heart Br Card Soc. 2004 Dec;90(12):1417-21.

38.	Chikamori T, Doi YL, Yonezawa Y, Yamada M, Seo H, Ozawa T. Noninvasive identification of significant narrowing of the left main coronary artery by dipyridamole thallium scintigraphy. Am J Cardiol. 1991 Aug 15;68(5):472-7.

39.	Cohen-Solal A, Leroy G, Paycha F, Haiat R, Juliard JM, Soussana C, et al [Negatividade do teste de exercício com tálio apesar de estenose apertada do tronco comum da artéria coronária esquerda]. Ann Cardiol Angeiol (Paris). 1992 Abr;41(4):211-3.

40.	Ruzsa Z, Pálinkás A, Forster T, Ungi I, Varga A. Angiographically borderline left main coronary artery lesions: correlation of transthoracic doppler echocardiography and intravascular ultrasound: a pilot study. Cardiovasc Ultrasound. 2011;9:19.

41. Caiati C, Zedda N, Cadeddu M, Chen L, Montaldo C, Iliceto S, et al. Deteção, localização e avaliação da gravidade das estenoses da artéria coronária descendente anterior esquerda através do eco Doppler harmónico transtorácico com contraste. Eur Heart J. 2009 Jul;30(14):1797-806.

42. Reichert SL, Visser CA, Koolen JJ, Chapman JV, Angelsen BA, Meyne NG, et al. Transesophageal examination of the left coronary artery with a 7.5 MHz annular array two-dimensional color flow Doppler transducer. J Am Soc Echocardiogr Off Publ Am Soc Echocardiogr. 1990 Apr;3(2):118-24.

43. Flohr T, Bruder H, Stierstorfer K, Simon J, Schaller S, Ohnesorge B. New technical developments in multislice CT, part 2: sub-millimeter 16-slice scanning and increased gantry rotation speed for cardiac imaging. RöFo Fortschritte Auf Dem Geb Röntgenstrahlen Nukl. 2002 Aug;174(8):1022-7.

44. Ferencik M, Moselewski F, Ropers D, Hoffmann U, Baum U, Anders K, et al. Quantitative parameters of image quality in multidetector spiral computed tomographic coronary imaging with submillimeter collimation. Am J Cardiol. 2003 Dec 1;92(11):1257-62.

45. Leschka S, Alkadhi H, Plass A, Desbiolles L, Grünenfelder J, Marincek B, et al. Accuracy of MSCT coronary angiography with 64-slice technology: first experience. Eur Heart J. 2005 Aug;26(15):1482-7.

46. Juwana YB, Wirianta J, Suryapranata H, de Boer M-J. Left main coronary artery stenosis undetected by 64-slice computed tomography: a word of caution. Neth Heart J Mon J Neth Soc Cardiol Neth Heart Found. 2007;15(7-8):255-6.

47. El-Menyar AA, Al Suwaidi J, Holmes DR. Left main coronary artery stenosis: state-of-the-art. Curr Probl Cardiol. 2007 Mar;32(3):103-93.

48. Capodanno D, Di Salvo ME, Cincotta G, Miano M, Tamburino C. O que é a cirurgia de revascularização do miocárdio? Circ Cardiovasc Interv. 2009 Aug;2(4):302-8.

49. Park D-W, Seung KB, Kim Y-H, Lee J-Y, Kim W-J, Kang S-J, et al. Long-term safety and efficacy of stenting versus coronary artery bypass grafting for unprotected left main coronary artery disease: 5-year results from the MAIN-COMPARE (Revascularization for Unprotected

Left Main Coronary Artery Stenosis: Comparison of Percutaneous Coronary Angioplasty Versus Surgical Revascularization) registry. J Am Coll Cardiol. 2010 Jul 6;56(2):117-24.

50.   Chieffo A, Meliga E, Latib A, Park S-J, Onuma Y, Capranzano P, et al. Drug-eluting stent for left main coronary artery disease. The DELTA registry: a multicenter registry evaluating percutaneous coronary intervention versus coronary artery bypass grafting for left main treatment. JACC Cardiovasc Interv. 2012 Jul;5(7):718-27.

51.   Chieffo A, Magni V, Latib A, Maisano F, Ielasi A, Montorfano M, et al. 5-year outcomes following percutaneous coronary intervention with drug-eluting stent implantation versus coronary artery bypass graft for unprotected left main coronary artery lesions the Milan experience. JACC Cardiovasc Interv. 2010 Jun;3(6):595-601.

52.   Jönsson A, Ivert T, Svane B, Liska J, Jakobsson K, Hammar N. Classification of left main coronary obstruction--feasibility of surgical angioplasty and survival after coronary artery bypass surgery. Cardiovasc Surg Lond Engl. 2003 Dec;11(6):497-505.

53.   Kappetein AP, Dawkins KD, Mohr FW, Morice MC, Mack MJ, Russell ME, et al. Current percutaneous coronary intervention and coronary artery bypass grafting practices for three-vessel and left main coronary artery disease. Insights da fase de execução do SYNTAX. Eur J Cardio-Thorac Surg Off J Eur Assoc Cardio-Thorac Surg. 2006 Apr;29(4):486-91.

54.   Rollé F, Christidès C, Cornu E, Virot P, Doumeix JJ, Cassat C, et al [Estenose significativa do tronco comum da artéria coronária esquerda. Estudo retrospetivo de 227 casos]. Arch Mal Coeur Vaiss. 1994 Jul;87(7):899-905.

55.   Carrie D, Derbel F, Delay M, Calazel J, Bernadet P. [Aspectos clínicos, angiográficos e seguimento de 18 meses de 134 casos de estenose do tronco da coronária esquerda]. Arch Mal Coeur Vaiss. 1989 Dec;82(12):2027-33.

56.   Buszman PE, Buszman PP, Kiesz RS, Bochenek A, Trela B, Konkolewska M, et al. Early and long-term results of unprotected left main coronary artery stenting: the LE MANS (Left Main Coronary Artery Stenting) registry. J Am Coll Cardiol. 2009 Oct 13;54(16):1500-11.

57.   Mohr FW, Morice M-C, Kappetein AP, Feldman TE, Ståhle E, Colombo A, et al. Cirurgia de revascularização do miocárdio versus

intervenção coronária percutânea em doentes com doença de três vasos e doença do tronco da coronária esquerda: seguimento de 5 anos do ensaio clínico aleatório SYNTAX. Lancet Lond Engl. 2013 Feb 23;381(9867):629-38.

58.   Serruys PW, Morice M-C, Kappetein AP, Colombo A, Holmes DR, Mack MJ, et al. Percutaneous coronary intervention versus coronary-artery bypass grafting for severe coronary artery disease. N Engl J Med. 2009 Mar 5;360(10):961-72.

59.   Arima M, Kanoh T, Okazaki S, Iwama Y, Matsuda S, Nakazato Y. Long-term clinical and angiographic follow-up in patients with isolated ostial stenosis of the left coronary artery. Circ J Off Jpn Circ Soc. 2009 Jul;73(7):1271-7.

60.   Trnka KE, Febres-Roman PR, Cadigan RA, Crone RA, Williams TH. Oclusão total do tronco da artéria coronária esquerda: achados clínicos e de cateterismo. Clin Cardiol. 1980 Oct;3(5):352-5.

61.   Kim D, Guthaner DF, Wexler L, Gonzalez-Lavin L. Isolated total oclusion of the left main coronary artery. AJR Am J Roentgenol. 1983 Dec;141(6):1304-6.

62.   Shahian DM, Butterly JR, Malacoff RF. Obstrução total do tronco da artéria coronária esquerda. Ann Thorac Surg. 1988 Sep;46(3):317-20.

63.   Nishimura RA, Higano ST, Holmes DR. Utilização de imagens de ultrassom intracoronário para avaliar a doença do tronco da artéria coronária esquerda. Mayo Clin Proc. 1993 Feb;68(2):134-40.

64.   Gil RJ, Gziut AI, Prati F, Witkowski A, Kubica J. Threshold parameters of left main coronary artery stem stenosis based on intracoronary ultrasound examination. Kardiol Pol. 2005 Sep;63(3):223-231-233.

65.   Bech GJ, Droste H, Pijls NH, De Bruyne B, Bonnier JJ, Michels HR, et al. Value of fractional flow reserve in making decisions about bypass surgery for equivocal left main coronary artery disease. Heart Br Card Soc. 2001 Nov;86(5):547-52.

66.   Zimmern SH, Rogers WJ, Bream PR, Chaitman BR, Bourassa MG, Davis KA, et al. Total oclusion of the left main coronary artery: the Coronary Artery Surgery Study (CASS) experience. Am J Cardiol. 1982 Jun;49(8):2003-10.

67.   Yusuf S, Zucker D, Peduzzi P, Fisher LD, Takaro T, Kennedy JW, et al. Effect of coronary artery bypass graft surgery on survival: overview of 10-year results from randomised trials by the Coronary Artery Bypass Graft Surgery Trialists Collaboration. Lancet Lond Engl. 1994 Aug 27;344(8922):563-70.

68.   Yu X, He J, Luo Y, Yuan F, Song X, Gao Y, et al. Influência da diabetes mellitus nos resultados a longo prazo de doentes com doença do tronco da artéria coronária esquerda não protegida tratados com stents farmacológicos ou cirurgia de revascularização do miocárdio. Int Heart J. 2015;56(1):43-8.

69.   Maziak DE, Rao V, Christakis GT, Buth KJ, Sever J, Fremes SE, et al. Can patients with left main stenosis wait for coronary artery bypass grafting? Ann Thorac Surg. 1996 Feb;61(2):552-7.

70.   da Rocha ASC, da Silva PRD. Pacientes com doença de tronco de coronária esquerda podem esperar pela cirurgia de revascularização do miocárdio? Arq Bras Cardiol. 2003 Feb;80(2):191-3, 187-90.

71.   Murzi M, Caputo M, Aresu G, Duggan S, Miceli A, Glauber M, et al. On-pump and off-pump coronary artery bypass grafting in patients with left main stem disease: a propensity score analysis. J Thorac Cardiovasc Surg. 2012 Jun;143(6):1382-8.

72.   Carpentier A, Loulmet D, Aupecle B, Berrebi A, Relland J. Computer-assisted cardiac surgery. Lancet Lond Engl. 1999 Jan 30;353(9150):379-80.

73.   Falk V, Diegeler A, Walther T, Banusch J, Brucerius J, Raumans J, et al. Total endoscopic computer enhanced coronary artery bypass grafting. Eur J Cardio-Thorac Surg Off J Eur Assoc Cardio-Thorac Surg. 2000 Jan;17(1):38-45.

74.   Effler DB, Sones FM, Favaloro R, Groves LK. Coronary endarterotomy with patch-graft reconstruction: clinical experience with 34 cases. Ann Surg. 1965 Oct;162(4):590-601.

75.   Sabiston DC, Ebert PA, Friesinger GC, Ross RS, Sinclair-Smith B. Endarterectomia proximal, reconstrução arterial para oclusão coronária na origem aórtica. Arch Surg Chic Ill 1960. 1965 Nov;91(5):758-64.

76.   Jedaden O, Eker A, Durand De Gevigney G, Rossi R, Montagna P, Ossette J, et al. Plastie chirurgicale des troncs coronaires : une

alternative aux techniques de pontages. Arch Mal Coeur Vaiss. 1994;87(10):1325-9.

77.   Martinovic I, Greve H. A reconstrução cirúrgica do tronco da artéria coronária esquerda com patch-angioplastia. J Cardiothorac Surg. 2011;6:24.

78.   Maureira P, Vanhuyse F, Lekehal M, Tran N, Carteaux J-P, Villemot J-P. Left main coronary disease treated by direct surgical angioplasty: long-term results. Ann Thorac Surg. 2010 Apr;89(4):1151-7.

79.   Bernal-Aragón R, Sáenz-Rodríguez R, Orozco-Hernández E, Guzmán-Delgado N, Aragón-Manjarrez R, Hernández-Alvídrez A. [Coronary endarterectomy experience in myocardial revascularization]. Cir Cir. 2015 Aug;83(4):273-8.

80.   Bagheri A, Masoumi A, Bagheri J. Early Outcomes of Coronary Endarterectomy in Patients Undergoing Coronary Artery Bypass Surgery. Heart Surg Forum. 2016;19(2):E059-63.

81.   Beauford RB, Saunders CR, Lunceford TA, Niemeier LA, Shah S, Karanam R, et al. Multivessel off-pump revascularization in patients with significant left main coronary artery stenosis: early and midterm outcome analysis. J Card Surg. 2005 Apr;20(2):112-8.

82.   Yeatman M, Caputo M, Ascione R, Ciulli F, Angelini GD. A cirurgia de bypass da artéria coronária sem circulação extracorporal para a doença crítica do tronco do coronário esquerdo: segurança, eficácia e resultados. Eur J Cardio-Thorac Surg Off J Eur Assoc Cardio-Thorac Surg. 2001 Mar;19(3):239-44.

83.   Sianos G, Morel M-A, Kappetein AP, Morice M-C, Colombo A, Dawkins K, et al. The SYNTAX Score: an angiographic tool grading the complexity of coronary artery disease. EuroIntervention J Eur Collab Work Group Interv Cardiol Eur Soc Cardiol. 2005 Aug;1(2):219-27.

84.   Liu T, Lu J-K, Gan H-L, Zhang J-Q, Huang F-J, Gu C-X, et al. A prática de grande volume provou a segurança da cirurgia de bypass da artéria coronária sem circulação extracorporal em lesões do tronco da artéria coronária esquerda: uma experiência de dois anos num único centro. Chin Med J (Engl). 2012 Nov;125(21):3861-7.

85.   Brener SJ, Lytle BW, Casserly IP, Schneider JP, Topol EJ, Lauer MS. Propensity analysis of long-term survival after surgical or percutaneous revascularization in patients with multivessel coronary artery disease and high-risk features. Circulation. 2004 May 18;109(19):2290-5.

86.   Ait Houssa M, Moutakiallah Y, Abdou A, Selkane C, Amahzoune B, Drissi M, et al. Results of coronary bypass surgery in left ventricular dysfunction (comparison of beating heart and bypass surgery). Ann Cardiol Aneiology. 2013 Aug;62(4):241-7.

87.   Yin Y, Xin X, Geng T, Xu Z. Comparação clínica da intervenção coronária percutânea com stents farmacológicos domésticos versus cirurgia de revascularização do miocárdio sem bomba na doença do tronco da artéria coronária esquerda não protegida. Int J Clin Exp Med. 2015;8(8):14376-82.

88.   Borde DP, Asegaonkar B, Apsingekar P, Khade S, Futane S, Khodve B, et al. Intraoperative conversion to on-pump coronary artery bypass grafting is independently associated with higher mortality in patients undergoing off-pump coronary artery bypass grafting: A propensity-matched analysis. Ann Card Anaesth. 2016 Sep;19(3):475-80.

89.   Afrasiabirad A, Safaie N, Montazergaem H. On-pump beating coronary artery bypass in high risk coronary patients. Iran J Med Sci. 2015 Jan;40(1):40-4.

90.   Cohen HA, Zenati M, Smith AJ, Lee JS, Chough S, Jafar Z, et al. Feasibility of combined percutaneous transluminal angioplasty and minimally invasive direct coronary artery bypass in patients with multivessel coronary artery disease. Circulation. 1998 Sep 15;98(11):1048-50.

91.   Rodríguez Hernández JE, López Gude MJ, Rufilanchas Sánchez JJ, Maroto Castellanos LC, González-Trevilla AA, Tascón Pérez J. [Hybrid revascularization]. Rev Esp Cardiol. 1999 Nov;52(11):898-902.

92.   Hu F-B, Cui L-Q. Short-term clinical outcomes after hybrid coronary revascularization versus off-pump coronary artery bypass for the treatment of multivessel or left main coronary artery disease: a meta-analysis. Coron Artery Dis. 2015 Sep;26(6):526-34.

93.   Kvidal P, Bergström R, Hörte LG, Ståhle E. Observed and relative survival after aortic valve replacement. J Am Coll Cardiol. 2000 Mar 1;35(3):747-56.

94.   Gilbert T, Orr W, Banning AP. Surgery for aortic stenosis in severe symptomatic patients older than 80 years: experience in a single UK centre. Heart Br Card Soc. 1999 Aug;82(2):138-42.

95.   Hannan EL, Racz MJ, Jones RH, Gold JP, Ryan TJ, Hafner JP, et al. Predictors of mortality for patients undergoing cardiac valve

replacements in New York State. Ann Thorac Surg. 2000 Oct;70(4):1212-8.

96.   Grover FL, Edwards FH. Similarity between the STS and New York State databases for valvular heart disease. Ann Thorac Surg. 2000 Oct;70(4):1143-4.

97.   Iung B, Drissi MF, Michel PL, de Pamphilis O, Tsezana R, Cormier B, et al. Prognosis of valve replacement for aortic stenosis with or without coexisting coronary heart disease: a comparative study. J Heart Valve Dis. 1993 Jul;2(4):430-9.

98.   Jamieson WR, Edwards FH, Schwartz M, Bero JW, Clark RE, Grover FL. Risk stratification for cardiac valve replacement. Base de dados nacional de cirurgia cardíaca. Comité de Base de Dados da Sociedade de Cirurgiões Torácicos. Ann Thorac Surg. 1999 Apr;67(4):943-51.

99.   Zembala MO, Filipiak K, Ciesla D, Pacholewicz J, Hrapkowicz T, Knapik P, et al. Surgical treatment of left main disease and severe carotid stenosis: does the off-pump technique provide a better outcome? Eur J Cardio-Thorac Surg Off J Eur Assoc Cardio-Thorac Surg. 2013 Mar;43(3):541-548; discussão 548.

100.   Sher-I-Murtaza M, Baig MAR, Raheel HMA. Early outcome of Coronary Artery Bypass Graft Surgery in patients with significant Left Main Stem stenosis at a tertiary cardiac care center. Pak J Med Sci. 2015 Aug;31(4):909-14.

101.   Brann S, Martineau R, Cartier R. Left main coronary artery stenosis: early experience with surgical revascularization without cardiopulmonary bypass. J Cardiovasc Surg (Torino). 2000 Apr;41(2):175-9.

102.   Burgos JD, Munoz OC, Mukherjee D. Intervenção de emergência para estenose de artéria coronária principal esquerda não protegida: relato de caso e revisão da literatura. Hell J Cardiol HJC Hellēnikē Kardiologikē Epitheōrēsē. 2011 Dec;52(6):545-8.

103.   Lu JCY, Grayson AD, Pullan DM. On-pump versus off-pump surgical revascularization for left main stem stenosis: risk adjusted outcomes. Ann Thorac Surg. 2005 Jul;80(1):136-42.

104.   Brilakis ES, Wright RS, Kopecky SL, Mavrogiorgos NC, Reeder GS, Rihal CS, et al. Association of the PURSUIT risk score with predischarge ejection fraction, angiographic severity of coronary artery disease, and mortality in a nonselected, community-based population with

non-ST-elevation acute myocardial infarction. Am Heart J. 2003 Nov;146(5):811-8.

105. Ellis SG, Hill CM, Lytle BW. A cirurgia de revascularização do miocárdio é um procedimento de grande importância para a saúde pública. Am Heart J. 1998 Feb;135(2 Pt 1):335-8.

106. Comparação da cirurgia de bypass coronário com angioplastia em pacientes com doença multiarterial. The Bypass Angioplasty Revascularization Investigation (BARI) Investigators. N Engl J Med. 1996 Jul 25;335(4):217-25.

107. Farkouh ME, Domanski M, Sleeper LA, Siami FS, Dangas G, Mack M, et al. Strategies for multivessel revascularization in patients with diabetes. N Engl J Med. 2012 Dec 20;367(25):2375-84.

108. Sabik JF, Blackstone EH, Firstenberg M, Lytle BW. A benchmark for evaluating innovative treatment of left main coronary disease. Circulation. 2007 Sep 11;116(11 Suppl):I232-239.

109. Gomberg J, Klein LW, Seelaus P, Parr GV, Agarwal JB, Helfant RH. A cirurgia de revascularização da estenose do tronco da artéria coronária esquerda: determinantes do resultado perioperatório e a longo prazo na década de 1980. Am Heart J. 1988 Aug;116(2 Pt 1):440-6.

110. Sevray B, Logeais Y, Chaperon J, Leguerrier A, Rioux C, Langanay T, et al [Changes in operative risk and its predictive factors in coronary surgery]. Arch Mal Coeur Vaiss. 1995 Jun;88(6):847-54.

111. Chaitman BR, Rogers WJ, Davis K, Tyras DH, Berger R, Bourassa MG, et al. Operative risk factors in patients with left main coronary-artery disease. N Engl J Med. 1980 Oct 23;303(17):953-7.

112. Bouchart F, Tabley A, Litzler PY, Haas-Hubscher C, Bessou JP, Soyer R. Myocardial revascularization in patients with severe ischemic left ventricular dysfunction. Seguimento a longo prazo em 141 doentes. Eur J Cardio-Thorac Surg Off J Eur Assoc Cardio-Thorac Surg. 2001 Dec;20(6):1157-62.

113. Pan Y, Qiu Q, Chen F, Li X, Yu X, Luo Y, et al. Impact of chronic kidney disease on patients with unprotected left main coronary artery disease treated with coronary artery bypass grafting or drug-eluting stents. Coron Artery Dis. 2016 Nov;27(7):535-42.

114 Mangano CM, Diamondstone LS, Ramsay JG, Aggarwal A, Herskowitz A, Mangano DT. Renal dysfunction after myocardial revascularization: risk factors, adverse outcomes, and hospital resource

utilization. Grupo de Investigação do Estudo Multicêntrico de Isquemia Perioperatória. Ann Intern Med. 1998 Feb 1;128(3):194-203.

115.   Crochet DP, Campeau L, Petitclerc R. [Estenose do tronco comum da artéria coronária esquerda. Importância do envolvimento coronário associado. I. Estudo angiográfico]. Coeur Med Interne. 1975 Jun;14(2):199-204.

116.   Rollé F, Christidès C, Cornu E, Virot P, Doumeix JJ, Cassat C, et al [Estenose significativa do tronco comum da artéria coronária esquerda. Estudo retrospetivo de 227 casos]. Arch Mal Coeur Vaiss. 1994 Jul;87(7):899-905.

117.   Morice M-C, Serruys PW, Kappetein AP, Feldman TE, Ståhle E, Colombo A, et al. Resultados em doentes com doença do tronco comum de novo tratados com intervenção coronária percutânea utilizando stents eluidores de paclitaxel ou tratamento com enxerto de artéria coronária no ensaio Synergy Between Percutaneous Coronary Intervention with TAXUS and Cardiac Surgery (SYNTAX). Circulation. 2010 Jun 22;121(24):2645-53.

118.   Rexius H, Brandrup-Wognsen G, Nilsson J, Odén A, Jeppsson A. A simple score to assess mortality risk in patients waiting for coronary artery bypass grafting. Ann Thorac Surg. 2006 Feb;81(2):577-82.

119.   Deviri E, Arbell D, Glick Y, Deeb M, Yizhar U, Grunfeld G, et al. Warm blood cardioplegia for patients undergoing revascularization for left main coronary artery disease. Thorac Cardiovasc Surg. 1993 Oct;41(5):280-3.

120   Rollé F, Christidès C, Cornu E, Virot P, Doumeix JJ, Cassat C, et al [Estenose significativa do tronco comum da artéria coronária esquerda. Estudo retrospetivo de 227 casos]. Arch Mal Coeur Vaiss. 1994 Jul;87(7):899-905.

121.   Sher-i-Murtaza M, Baig MAR, Raheel HMA. Early outcome of Coronary Artery Bypass Graft Surgery in patients with significant Left Main Stem stenosis at a tertiary cardiac care center. Pak J Med Sci [Internet]. 1969 Dec 31 [cited 2016 Oct 4];31(4). Disponível em: http://pjms.com.pk/index.php/pjms/article/view/7597

122.   Ocete G, Guerrero A, Diaz-Peletier R, Burgos J, Bouza E, De Miguel C. Experience in the treatment of osseous hydatidosis. Int Orthop. 1986 Jun;10(2):141-5.

123.   Eagle KA, Guyton RA, Davidoff R, Edwards FH, Ewy GA, Gardner TJ, et al. ACC/AHA 2004 guideline update for coronary artery bypass graft surgery: summary article: a report of the American College of

Cardiology/American Heart Association Task Force on Practice Guidelines (Committee to Update the 1999 Guidelines for Coronary Artery Bypass Graft Surgery). Circulation. 2004 Aug 31;110(9):1168-76.

124   Yip HK, Wu CJ, Chen MC, Chang HW, Hsieh KY, Hang CL, et al. Efeito da angioplastia primária na oclusão total ou subtotal do tronco da coronária esquerda: análise da incidência, caraterísticas clínicas, resultados e determinantes de prognóstico. Chest. 2001 Oct;120(4):1212-7.

125   Morice M-C, Serruys PW, Kappetein AP, Feldman TE, Ståhle E, Colombo A, et al. Five-year outcomes in patients with left main disease treated with either percutaneous coronary intervention or coronary artery bypass grafting in the synergy between percutaneous coronary intervention with taxus and cardiac surgery trial. Circulation. 2014 Jun 10;129(23):2388-94.

126.   Berger PB, Velianou JL, Aslanidou Vlachos H, Feit F, Jacobs AK, Faxon DP, et al. Sobrevivência após angioplastia coronária versus cirurgia de bypass da artéria coronária em subgrupos anatómicos nos quais a cirurgia de bypass da artéria coronária melhora a sobrevivência em comparação com a terapia médica. Resultados do Bypass Angioplasty Revascularization Investigation (BARI). J Am Coll Cardiol. 2001 Nov 1;38(5):1440-9.

127.   Lee PH, Ahn J-M, Chang M, Baek S, Yoon S-H, Kang S-J, et al. Left Main Coronary Artery Disease: Secular Trends in Patient Characteristics, Treatments, and Outcomes. J Am Coll Cardiol. 2016 Sep 13;68(11):1233-46.

128.   Lee MS, Kapoor N, Jamal F, Czer L, Aragon J, Forrester J, et al. Comparison of coronary artery bypass surgery with percutaneous coronary intervention with drug-eluting stents for unprotected left main coronary artery disease. J Am Coll Cardiol. 2006 Feb 21;47(4):864-70.

129.   Silvestri M, Barragan P, Sainsous J, Bayet G, Simeoni JB, Roquebert PO, et al. Unprotected left main coronary artery stenting: immediate and medium-term outcomes of 140 elective procedures. J Am Coll Cardiol. 2000 May;35(6):1543-50.

130.   Black A, Cortina R, Bossi I, Choussat R, Fajadet J, Marco J. Unprotected left main coronary artery stenting: correlates of midterm survival and impact of patient selection. J Am Coll Cardiol. 2001 Mar 1;37(3):832-8.

131   Zhao M, Stampf S, Valina C, Kienzle R-P, Ferenc M, Gick M, et al. Role of euroSCORE II in predicting long-term outcome after percutaneous catheter intervention for coronary triple vessel disease or left main stenosis. Int J Cardiol. 2013 Oct 9;168(4):3273-9.

132.   Sinning J-M, Stoffel V, Grube E, Nickenig G, Werner N. Combinação de caraterísticas angiográficas e clínicas para a previsão de resultados clínicos em pacientes submetidos a stenting do tronco da artéria coronária esquerda não protegido. Clin Res Cardiol Off J Ger Card Soc. 2012 Jun;101(6):477-85.

133.   Kim Y-H, Ahn J-M, Park D-W, Lee B-K, Lee CW, Hong M-K, et al. EuroSCORE as a predictor of death and myocardial infarction after unprotected left main coronary stenting. Am J Cardiol. 2006 Dec 15;98(12):1567-70.

134.   Park D-W, Kim Y-H, Yun S-C, Lee J-Y, Kim W-J, Kang S-J, et al. Resultados a longo prazo após stent versus cirurgia de revascularização do miocárdio para doença do tronco da artéria coronária esquerda não protegida: resultados a 10 anos de stents metálicos e resultados a 5 anos de stents farmacológicos do Registo ASAN-MAIN (ASAN Medical Center-Left MAIN Revascularization). J Am Coll Cardiol. 2010 Oct 19;56(17):1366-75.

135.   Chieffo A, Morici N, Maisano F, Bonizzoni E, Cosgrave J, Montorfano M, et al. Percutaneous treatment with drug-eluting stent implantation versus bypass surgery for unprotected left main stenosis: a single-center experience. Circulation. 2006 May 30;113(21):2542-7.

136.   Buszman PE, Kiesz SR, Bochenek A, Peszek-Przybyla E, Szkrobka I, Debinski M, et al. Acute and late outcomes of unprotected left main stenting in comparison with surgical revascularization. J Am Coll Cardiol. 2008 Feb 5;51(5):538-45.

137.   Buszman PE, Buszman PP, Banasiewicz-Szkróbka I, Milewski KP, Żurakowski A, Orlik B, et al. Stenting do tronco da coronária esquerda em comparação com a revascularização cirúrgica: resultados de 10 anos do estudo LE MANS (Left Main Coronary Artery Stenting). JACC Cardiovasc Interv. 2016 Feb 22;9(4):318-27.

138.   Ahn J-M, Roh J-H, Kim Y-H, Park D-W, Yun S-C, Lee PH, et al. Ensaio aleatório de stents versus cirurgia de bypass para doença da artéria coronária principal esquerda: resultados de 5 anos do estudo PRECOMBAT. J Am Coll Cardiol. 2015 maio 26;65(20):2198-206.

139   Kim Y-H, Park D-W, Ahn J-M, Yun S-C, Song HG, Lee J-Y, et al. Implantação de stent eluidor de everolimus para estenose do tronco da artéria coronária esquerda não protegida. O estudo PRECOMBAT-2 (Premier of Randomized Comparison of Bypass Surgery versus Angioplasty Using Sirolimus-Eluting Stent in Patients with Left Main Coronary Artery Disease). JACC Cardiovasc Interv. 2012 Jul;5(7):708-17.

140   Autores/Membros da Task Force, Windecker S, Kolh P, Alfonso F, Collet J-P, Cremer J, et al. 2014 ESC/EACTS Guidelines on myocardial revascularization: The Task Force on Myocardial Revascularization of the European Society of Cardiology (ESC) and the European Association for Cardio-Thoracic Surgery (EACTS)Desenvolvido com a contribuição especial da European Association of Percutaneous Cardiovascular Interventions (EAPCI). Eur Heart J. 2014 Oct 1;35(37):2541-619.

141.   Levine GN, Bates ER, Blankenship JC, Bailey SR, Bittl JA, Cercek B, et al. 2011 ACCF/AHA/SCAI Guideline for Percutaneous Coronary Intervention: executive summary: a report of the American College of Cardiology Foundation/American Heart Association Task Force on Practice Guidelines and the Society for Cardiovascular Angiography and Interventions. Catheter Cardiovasc Interv Off J Soc Card Angiogr Interv. 2012 Feb 15;79(3):453-95.

142.   Capodanno D, Stone GW, Morice MC, Bass TA, Tamburino C. Percutaneous coronary intervention versus coronary artery bypass graft surgery in left main coronary artery disease: a meta-analysis of randomized clinical data. J Am Coll Cardiol. 2011 Sep 27;58(14):1426-32.

143.   Long-term results of prospective randomised study of coronary artery bypass surgery in stable angina pectoris. Grupo de Estudo Europeu de Cirurgia Coronária. Lancet Lond Engl. 1982 Nov 27;2(8309):1173-80.

144   Task Force on Myocardial Revascularization of the European Society of Cardiology (ESC) and the European Association for Cardio-Thoracic Surgery (EACTS), European Association for Percutaneous Cardiovascular Interventions (EAPCI), Wijns W, Kolh P, Danchin N, Di Mario C, et al. Guidelines on myocardial revascularization. Eur Heart J. 2010 Oct;31(20):2501-55.

145.   Farooq V, van Klaveren D, Steyerberg EW, Meliga E, Vergouwe Y, Chieffo A, et al. Caraterísticas anatómicas e clínicas para orientar a tomada de decisão entre cirurgia de bypass da artéria coronária e

intervenção coronária percutânea para pacientes individuais: desenvolvimento e validação da pontuação SYNTAX II. Lancet Lond Engl. 2013 Feb 23;381(9867):639-50.

146.   Ranucci M, Castelvecchio S, Menicanti L, Frigiola A, Pelissero G. Risk of assessing mortality risk in elective cardiac operations: age, creatinine, ejection fraction, and the law of parsimony. Circulation. 2009 Jun 23;119(24):3053-61.

147.   Garg S, Sarno G, Garcia-Garcia HM, Girasis C, Wykrzykowska J, Dawkins KD, et al. Uma nova ferramenta para a estratificação de risco de pacientes com doença arterial coronária complexa: o Clinical SYNTAX Score. Circ Cardiovasc Interv. 2010 Aug;3(4):317-26.

148.   Serruys PW, Ong ATL, Morice M-C, De Bruyne B, Colombo A, Macaya C, et al. Arterial Revascularisation Therapies Study Part II - Sirolimus-eluting stents for the treatment of patients with multivessel de novo coronary artery lesions. EuroIntervention J Eur Collab Work Group Interv Cardiol Eur Soc Cardiol. 2005 Aug;1(2):147-56.

149.   Centro de História e Novos Media. Guia de início rápido [Internet]. Disponível em: http://zotero.org/support/quick_start_guide.

150   Campos CM, Stanetic BM, Farooq V, Walsh S, Ishibashi Y, Onuma Y, et al. Risk stratification in 3-vessel coronary artery disease: Applying the SYNTAX Score II in the Heart Team Discussion of the SYNTAX II trial. Catheter Cardiovasc Interv Off J Soc Card Angiogr Interv. 2015 Nov 15;86(6): E229-238.

Índice

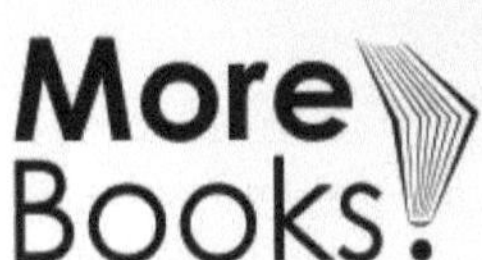

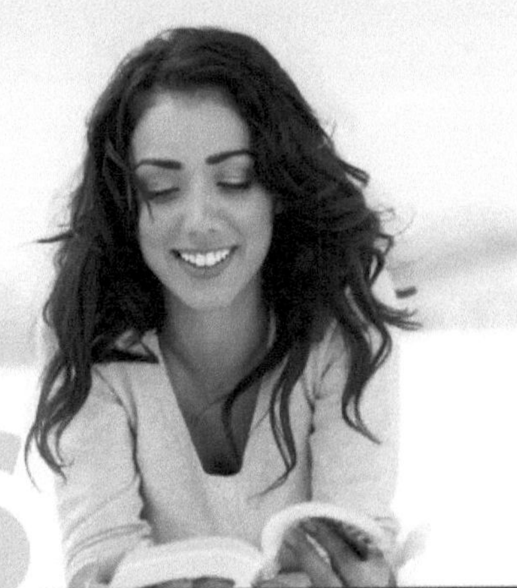

yes
I want morebooks!

Buy your books fast and straightforward online - at one of world's fastest growing online book stores! Environmentally sound due to Print-on-Demand technologies.

Buy your books online at
www.morebooks.shop

Compre os seus livros mais rápido e diretamente na internet, em uma das livrarias on-line com o maior crescimento no mundo! Produção que protege o meio ambiente através das tecnologias de impressão sob demanda.

Compre os seus livros on-line em
www.morebooks.shop

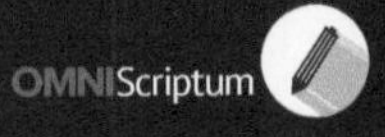

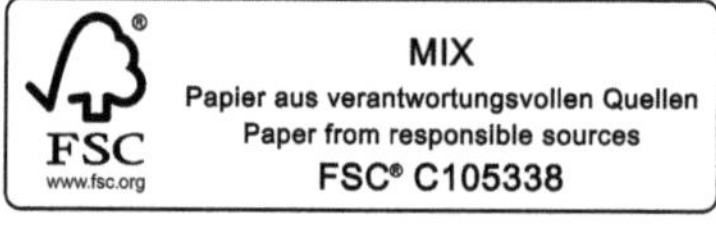